好吃出心情

德魯・拉姆齊醫師 著
Drew Ramsey, M.D.
李伊婷 譯

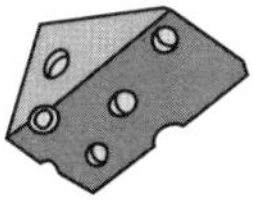

美國營養精神科醫師
教你活用十二種營養素，
強化大腦、制伏憂鬱和焦慮

Eat to Beat Depression and Anxiety

Nourish Your Way to Better Mental Health in Six Weeks

溫馨小提醒：

本書所包含的保健資訊，旨在補充知識，而非取代醫師或專業人士的建議。如果你發現或懷疑自己有健康問題，在開始任何醫療計畫或治療前，請先徵求醫師的意見。

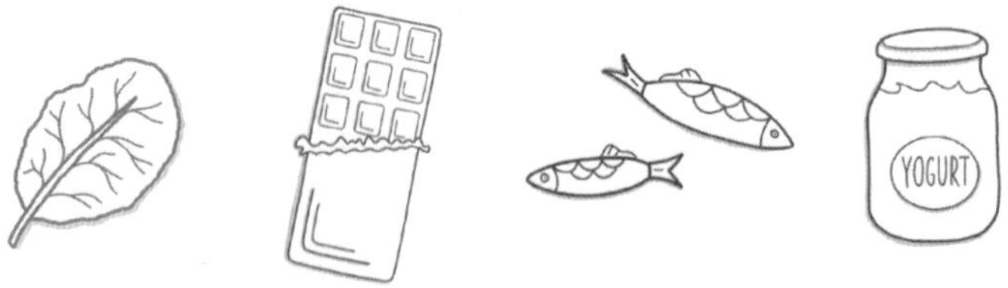

目次

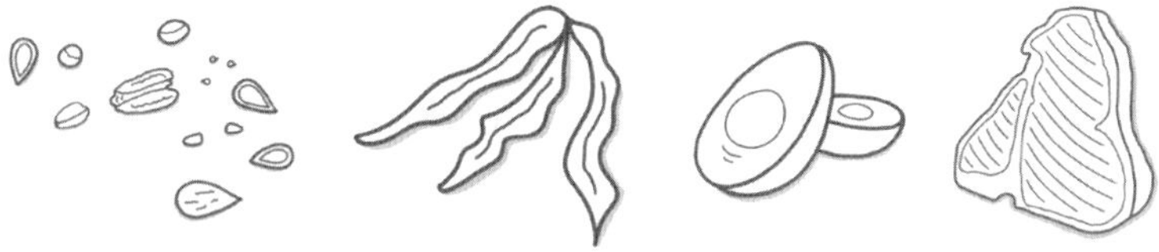

前言

失落已久的健康法寶

精神醫學和心理衛生方面的挑戰越來越險峻。

世界各地的專家（包括世界衛生組織、美國皮尤研究中心）皆一致同意，人類正處於心理疾病的疫情中。在過去十年來，憂鬱症和焦慮的病例數字持續飆高，青少年和孩童患者也不斷在增加。自殺人數急劇上升，在有些地方甚至超越意外死亡的人數。藥物濫用的問題達到未有的高峰，並屢屢成為頭條新聞。大約有四分之一的人在一生中被診斷出有心理問題，如憂鬱、焦慮；你或身邊的人都曾在某個時間點備受煎熬。

這些統計數據並不令人感到意外。民眾的心理健康受到極大的挑戰，雖然幾年前沒人料想到有此發展。為了滿足日常生活的需求，現代人過度勞累、壓力太大又刺激過量。我們忽視身體的需求，吃得太多、睡得太少又久坐不動。當前西方人的生活方式對健康非常有害，尤其容易導致糖尿病、癌症和心臟病，心理健康更是大大受到影響。愈來愈多的人每天過著能量耗盡的生活，內心焦慮又感到絕望。我們受制於電子產品和智慧型手機，花太多時間在關注陌生人的動態，而不是與親近的人建立深厚的連結。長久累積下來，我們的內心自然就會有許多狀況，甚至罹患精神疾病。

這場守護心理健康的戰鬥正在進行，患者、家人和醫師都要一起全力奮戰。經過幾十年來的研究，精神醫學專家已更加了解情緒和焦慮背後的生物因素。目前新興的科學研究也顯示出，有種強大但未被充分利用的工具，能幫助我們對抗憂鬱和焦慮：食物。

始終沒發現的那片拼圖

在今日，我被稱為「營養精神科醫師」，但我一開始並不知道，食物在大腦健康方面扮演多重要的角色。

我是一名精神科醫師，專門研究焦慮症等情緒問題，我的工作是審查和評估患者的病史，以找出心理問題的根源。醫學的專業訓練幫助我了解到，身體與心靈的健康在本質上有一定的關聯。舉例來說，甲狀腺出問題的話，情緒也通常會受到重大的影響，尤其是容易焦慮。在最初的檢查過程中，精神科醫師會問患者很多問題，內容常常出於患者的預期外。收集這些資訊，醫師便能分析造成情緒低落或焦慮感增加的可能起因。我的職業生涯剛起步時，學到很多發問的技巧，包括詢問病史、家庭背景以及工作上的遭遇。

但是，從未有人教我要問病患吃了什麼。

對此我感到非常困惑，這可能是受我的背景所影響。七〇年代末期，在我五歲那一年，父母帶著全家人從紐約長島搬到了印第安納州克勞福德郡（Crawford Count）。他們準備在那裡開闢五十公頃大的農場，接著種植各種水果、蔬菜、豆類和草本植物。如今，我和妻子、孩子及父母都還是住這座農場。我每天通勤，到紐約市的診所去工作，到了週末就下田，跟稠密的黏質土壤、天氣和蟲子搏鬥。當種籽奇蹟般地長成營養的食物時，我和孩子們都會驚嘆不已。

當時我還沒有完全意識到食物的重要性。但在孩提時代我已明白，多吃新鮮又天然的食物，身體、心理和精神都會感覺更好。

多年後，我成為印第安納大學的醫學生。在課堂上，我學習到的營養知識可以簡要地概括為「肉品和奶類較差，蔬菜比較好」。多年來，我們所讀到的健康飲食概念也是如此。因此，為了活得更快樂、更健康，我決定採用低脂蔬食飲食法。事實上，我已將近十二年沒有吃肉了，連魚和海鮮都沒有。

當年的研究數據很明確，以植物性食物為主，對整體健康的幫助非常大。因此我全力控制飲食，用餐時絕不碰到牛排或鮭魚。我沒有停下來評估自己的身體和大腦是否有得到發育成長所需的營養。我最常吃的食物有素食漢堡、起司通心粉以及數不清的披薩。直到新的研究發現，omega-3 脂肪酸（常見於海鮮中的多元不飽和脂肪酸）的多寡跟大腦健康有密切關係，我才開始懷疑自己的飲食可能不如我以為的那麼理想。

我開始思考，有沒有什麼食物能促進大腦和心理的健康？為什麼人們都不談論這些食物，並研究它們對焦慮等情緒的影響。

處方上的新成員：食物

傳統上來說，憂鬱症和焦慮症的治療著重在談話和藥物。醫師有時只會使用其中一種，有時會兩種相互搭配，不少患者的症狀因此有所改善。不幸的是，對於其他人來說，這些常見的介入治療法成效不如期望，即便症狀有緩解，但隨之而來的是一大堆討厭的副作用，像是便秘、嗜睡、體重增加和性功能失調。那些好不容易看見曙光的患者，因此再度感到沮喪。

醫師都宣誓過：「第一，不對病人造成傷害。」因此，雖然我的任務是探索一切可行的辦法來幫助患者好轉。但另一方面，我也想確保自己所開的處方不會連帶產生其他的健康問題。抗憂鬱劑和抗精神病藥物已改變了精神醫學的面貌，成為許多患者的救星，但它們不是萬能的，也不該成為醫師的唯一治療工具。只要能有效預防、管控、緩解心理症狀，並兼顧到安全性的方法，我們都樂於加到醫療資源中。

健康飲食就是這樣的工具。為了增強大腦功能、打好心理健康的基礎，優質而營養的食物非常重要，但這一點卻被各界忽視了。我們實在不懂，十多年來，科學家早已指出，飲食模式、習慣吃的食物數量和種類，都與大腦功能有關，進而與罹患憂鬱症或焦慮症的風險有關。心理健康就像身體健康一樣，取決於適當的營養，如果你缺乏關鍵的維生素或礦物質，就比較可能出現情緒或焦慮的問題。因此，我們應該多留意飲食，以增加這些重要的營養素。

後來我開始和病人討論他們吃了什麼。結果很驚人，如今資訊這麼普遍，絕大多數的患者還是沒有攝取到重要的營養物質，以維持身體和大腦的健康。而且，他們還不斷吃進對健康有害的食物。我總算明白，作為醫師，應該在治療患者時給予更多協助，讓他們能主動而積極地改變生活，進而改善心理健康。

今日大量的研究已顯示，無論是對身體還是心理健康，營養豐富的好食物確實有醫療上的價值。然而，我的許多同業依然以老方法在治療憂鬱症和焦慮症。這種現象需要改變。所幸，就算沒有醫療專業人員隨侍在側，你也能改變飲食習慣，進而改善心理健康。試著找到營養的食物去滋養大腦和全身各處，就能吃出好心情，戰勝憂鬱和焦慮。

給吃貨的一本書

你拿起這本書是有原因的，也許自己或所愛的人被診斷出憂鬱症或焦慮症。也許你正意志消沉，發覺自己越來越會想東想西。過去十年來，我們更加明白，憂鬱和焦慮會從不同的源頭竄出來。從我的執業經驗來看，要有效控制這兩種常見的疾病，食物扮演著重要角色；它能結合藥物、心理治療等干預措施，以發揮關鍵作用。也就是說，你無須等待醫師診斷，就可以從有益大腦的飲食中獲益。

想要緩解慢性疲勞、腦霧、情緒波動或過度擔憂等問題，就要多攝取營養又優質的食物，讓大腦發揮最佳功能。既然我們都有大腦，就該知道如何攝取食物來增強大腦功能。我希望這本書能幫助你做到這一點。

想要增強活力、幫家人準備更營養的食物，就要去了解，為何食物是心理健康不可或缺的一環，是自我滋養之旅的第一步。多年來，我們都收到不少跟飲食相關的保健資訊，但內容莫衷一是。每隔幾個月，坊間就會風行新的飲食法。那些飲食專家信誓旦旦地說，他們發現一種「正確的」飲食方式，並清楚列出規則。有些專家說，你要徹底戒除某種食物；還有一些專家說，每餐都要多攝取某種食物，或是得搭配其他的特定食物。這些飲食法都夾帶複雜的規定；專家要求你得嚴格遵守，甚至推薦一些保健食品給你。

幾個月後，新的飲食法一退流行，又會出現其他的風潮。你原先以為的優質飲食法於是被完全推翻。事實上，這些飲食法都有一個起手式：以前人都吃錯了！

跟食物有關的保健資訊又多又不一致，反而令人精神疲乏。你想找出有科學根據的飲食法來強化大腦的健康，卻淹沒在那一堆相互矛盾的保健資訊中。

不幸的是，治療憂鬱和焦慮的方法也一樣混亂，各式各樣的應對方針從四面方而來。為了緩解自己或親友的症狀，你會聽從各種建議：有人說要正面思考，有人說要學著靜心、放下！瑜珈、超覺冥想、著色畫、精油療法你也都試過了。還有些人會冒險嘗試非處方的抗憂鬱藥物，因為他們看到身旁的人因此突然變好了。

因此我要事先聲明，這不是一本食譜；我也沒有主張食物是治療心理問題的靈丹妙藥。事實上，這是一本給吃貨的書——就是這麼簡單。身為對食物感興趣的精神科醫師，有時患者會擔心，我會評斷他們的日常飲食。但我告訴患者，我不是餐桌上的法官，也沒有人會因此責怪或羞辱你。我長期與患者合作，並從中學到，要尊重對方對食物的獨到品味和價值觀，正如同每個人的憂鬱和焦慮經驗都是獨特的。「吃什麼」、「怎麼吃」，大家都有難以改變、根深蒂固的習慣，尤其是感覺不舒服的時候。因此，本書不會有任何非做不可的建議和規定。

邁出第一步

因此，我要對你坦誠，你從這裡學到的東西，不會有「正確的」實施步驟，不會有嚴格的規定或強硬的飲食計畫。你不必只吃某幾種特定的食物。我會根據最新的科學研究，重點介紹不同的食物類別與營養素，讓你的大腦更健康，進而預防或緩解憂鬱和焦慮症狀。

在以下的章節裡，你會得到可靠的知識，以了解食物如何影響大腦的健康。我希望你能從中獲得信心和實用的資訊，並為自己、家人改變或調整生活方式。信不信由你，針對焦慮等情緒問題，這些微小的改變會產生很大的影響。本書會讓你了解到食物和大腦的連結，並透過飲食來提高大腦的營養密度。你一定能找到自己專屬的方式，成為個人的營養大師。（圖1）

為了讓你更容易上手，我在後面的章節設計了一套為期六週的計畫，以加深你與食物的連結。我要請你先了解大腦的健康議題，因為它是最重要的器官，你在選擇食物時，要先考慮對它是否有益。

對很多人來說，要改變對食物的看法，才能夠學著為大腦健康而吃。他們得摒棄多年來對食物貼上的「好」、「壞」標籤，並挑戰自己在飲食上的成見，嘗試一些以前完全不碰的食物。舉個例子，最近我太太才首次嘗試吃魚卵，出乎意料的是，她愛上它了！不過，說到底，要吃什麼還是取決於個人的選擇。

迄今，人類最強大的自我照顧行為，就是餵食自己，而本書能幫你善用這項技能。基於營養精神醫學的最新研究，許多保健新聞會特別強調某些營養素或食物的重要性，比如每餐多吃羽衣甘藍，或平常多服用含鋅的補給品。確實，多吃綠葉蔬菜確實有助於減少發炎反應，並降低罹患憂鬱症的風險。

但這還不夠，我們應該更深入了解自己的身心狀態和飲食模式，並採取具體的步驟來挑選能滋養大腦的食物。憂鬱和焦慮會左右我們對自己和環境的感覺和想法，進而改變我們的飲食方式。這不足為奇。想要緩解這些症狀、走向康復的道路，除了醫療手段外，用食物來強化身體也非常重要。

情
和焦慮

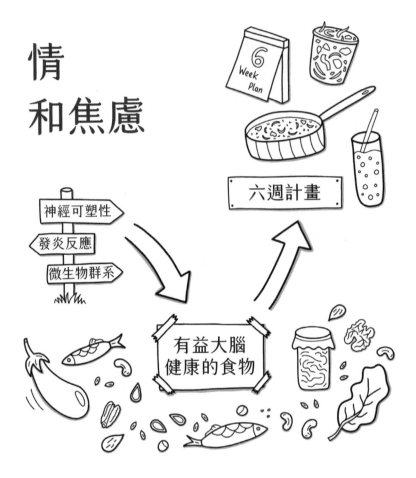

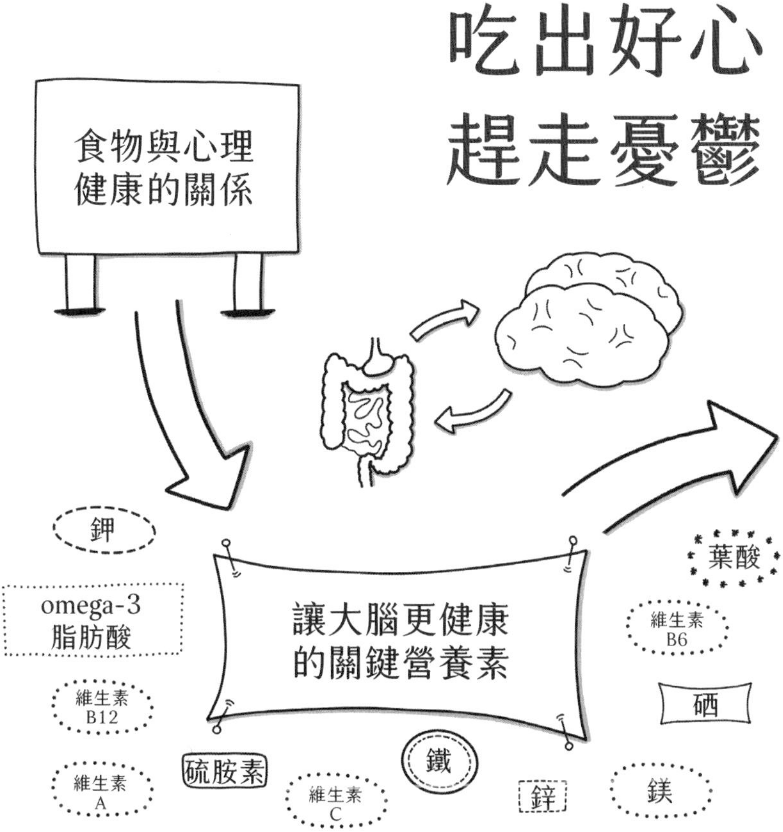
吃出好心
趕走憂鬱
食物與心理
健康的關係
鉀
omega-3
脂肪酸
維生素
B12
維生素
A
硫胺素
讓大腦更健康
的關鍵營養素
維生素
C
鐵
鋅
鎂
硒
維生素
B6
葉酸

圖一

在這個時代，令人困惑、訝異的保健資訊滿坑滿谷。因此，我想為讀者提供更加平衡而明智的健康觀念，包括大腦的特性、吃肉或海鮮的利弊等等。我的最終目標是，讓你更有信心，知道自己所吃的每一口食物都有助於心理健康。好好吃一餐，就能為大腦運作提供最佳的養分，還能吃出好心情，戰勝憂鬱和焦慮。

PART 1

吃出心理健康

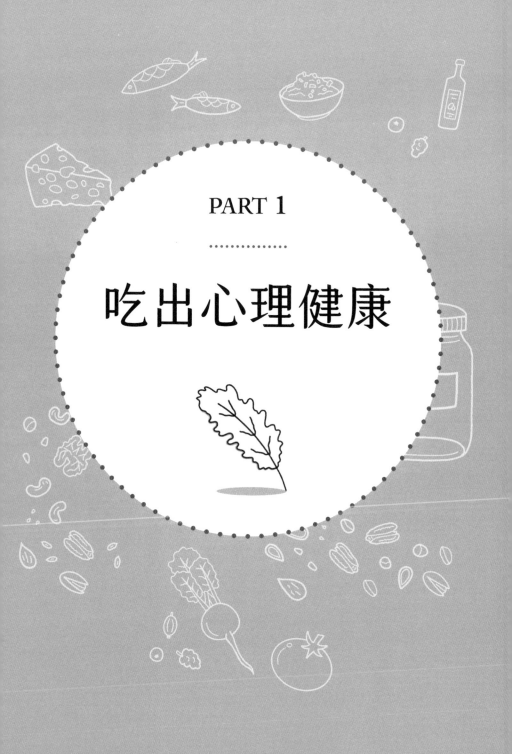

第一章

飲食新科學

彼得和蘇珊應該吃什麼？

過去十年來，各界都在大力推動食物即藥物的觀念。小診所的醫師、大醫院的心臟科醫師和腫瘤學家現在都明白，食物會大大影響個人整體的健康狀態。你應該還記得，上次年度健檢時，醫師有問你日常飲食的習慣；你離開前還會得到一份衛教資料，提醒你吃得健康才能預防心血管疾病。

各大醫學領域都在研究食物與營養，但心理的相關從業人員並沒有跟著做。我們都知道，對身體有益的東西也對大腦有好處，但是，身心科醫師在評估和治療憂鬱和焦慮等常見疾病時，很少把飲食問題納入考量。

營養精神醫學是新興的領域，目前仍不斷發展中。專家們致力於用食物來強化大腦的健康，並藉此預防和治療心理問題。令人興奮的研究報告不斷出爐，內容都在表明，飲食選擇不但會影響身體，也會影響我們的心理健康。報告顯示，特定的營養素（如omega-3脂肪酸、鋅和各種植物分子）對大腦健康有幫助。此外，專家指出身體發炎與大腦功能的複雜關係，也解釋了微生物群系（存活在胃腸道中的數兆種細菌）會如何影響情緒和知覺，並提高罹患精神疾病的風險。值得留意的是，這方面的研究還包括幾項隨機的臨床試驗，結果顯示，只要刻意改變飲食習慣，增加有益大腦健康的重要營養素，就能改善情緒、減輕焦慮感。

綜合以上所述，我們便能得知，大家每天所選擇的食物，可以減低罹患憂鬱症和焦慮症的風險，有助於控制與此相關的常見症狀。飲食是最基本的自我保健行為，更能增強自己的心理健康；營養精神醫學的新發現確實顛覆了傳統的遊戲規則。

宅男彼得

二十多歲的彼得幾年前來找我治療。大家都說他宅在家中當米蟲。大學畢業後找不到工作，他只好搬回家和父母同住，他覺得朋友都在努力過生活，並達成各種成就，只有他被困在原地。他十幾歲時就被診斷出罹患憂鬱症，多年來也遵守醫師的指示按時服藥。我們第一次見面時，他告訴我，他覺得藥物沒有效了；他的父母自然也是非常擔心。

彼得還說，他大部分時間都感到很沮喪，心情陷入谷底。他覺得父母親一定很失望，而他也對自己很失望。他不知該如何恢復自己的喜怒哀樂，就像「正常人」那樣生活。

「我想我好不起來了，」彼得說：「不知為何，我總是很消沉。」

我們愈談愈多，我才了解到，彼得很少走出房間，更不用說離開房門了。他不像過去那樣與朋友和家人保持聯繫，也不再有動力從事他喜歡的活動，像是踢足球或是去玩桌遊。他的睡眠習慣也有問題，他會熬夜打電動，然後睡到隔天下午一、二點才醒來。

在他描述自己的飲食習慣後，問題的關鍵就很清楚了。他生活方式就像青春期的青少年一樣。每天下午醒來，就從冰箱裡隨便找東西吃，大多都是加工食品，當中包含大量的糖和碳水化合物；還有微波食品，當中含有大量的鹽、食用色素和反式脂肪。想當然爾，它們的營養價值都很低。

很明顯地，從這個部分做一點小小的改進，應該能產生大大的影響。我設定了一些簡單的規則，比如把他最愛的炸雞塔可餅換成鮭魚口味的，把洋芋片和餅乾換成堅果，而且每天醒來後要先喝一杯綠拿鐵。彼得的大腦和身體都迫切需要那些食物所包含的養分。此外，我要彼得陪他母親一起去買菜，最好他能親自下廚。

一開始，彼得抱持著懷疑態度，但隨著療程的進行，他的狀態持續有所改善。幾個月後他告訴我：「只要我又亂吃一通，身體就會感覺不舒服。」為了改善情緒，彼得每天的飲食都會包含適量的海鮮、綠葉蔬菜和彩虹蔬果。這段日子以來，我們也大幅度地減少他抗憂鬱症藥物的劑量。

只要在飲食上做一些調整，就能有效減輕憂鬱症的症狀，很神奇吧！仔細想想，大腦是一部昂貴又精密的機器，雖然僅有一點三六公斤，但它每天所消耗的熱量佔每天總攝入的百分之二十。大腦的充分運作取決於十幾種關鍵的營養素，包括維生素、礦物質、脂肪和蛋白質等。大腦裡的細胞、神經傳導物質和白質都有賴那些養分的支持。因此，評估患者的食物選擇與營養攝取，應該成為治療和預防心理疾病必不可少的步驟。正如對彼得來說，除了藥物和談話治療，改變飲食方式的效果非常明顯。

刻苦耐勞的蘇珊

從蘇珊的外表看來，就像刻板印象中容易緊張兮兮的中年媽媽。她四十歲出頭，彷彿全世界的重擔都扛在自己的肩頭上。她時刻都在擔心自己的工作、婚姻、三個孩子和八十二歲生病的老母親。她每天晚上都會看新聞節目，只要又有新的政治鬥爭上演，她就會感到心跳在加快。丈夫在晚餐時會試圖打開話匣子，但她很難集中精神聽他在講什麼，只能敷衍地表示意見，因為她腦海中還不斷播放今天發生的事情和各種煩惱。

不用多說，大家也能猜到蘇珊有睡眠問題。她很難入睡，所以會在睡前喝幾杯酒讓自己平靜下來，正如她所說：「感覺比較放鬆。」但她又會擔心自己太依賴酒精。「我躺在那裡，想著白天沒有完成的事，」她告訴我：「還擔心孩子、媽媽乃至於世界局勢，這真的很令人崩潰。」

蘇珊想找到對策來有效控制焦慮。做完身體檢查後，我們開始討論她平常都吃些什麼。蘇珊自認吃得非常健康，三餐都是低熱量和低脂肪的飲食。不過，在忙碌的生活中，她得努力為自己和家人準備三餐，是她焦慮的另一個來源。

「我總是忙個不停，」她說：「要做的事情比我想的還要多，永遠沒有時間休息。」

蘇珊詳細描述了她一週的飲食安排。她的確有努力在挑選健康食物，也會避免油炸食品、含糖飲料，但她卻很少吃雞蛋、堅果和海鮮。早餐比較簡單，她最常吃的就是烤雞肉沙拉，裡頭有小黃瓜跟萵苣，並佐芥花油醋。就像彼得的案例，她應該要改變的習慣很明顯，比如以橄欖油代替芥花油，在沙拉中添加更多營養豐富的綠葉蔬菜。我還建議，她早餐一定要吃雞蛋，確保有足夠的蛋白質、維生素B和膽鹼來展開新的一天。

我還建議，她可以提前準備好一週的食物，這麼一來，即便在忙碌的工作日，她和家人也可以吃得健康。幾個月下來，這些習慣上的改變，再加上談話療法，蘇珊找回更多的自信和平靜。她還學到其他的方式來緩解焦慮感。

其他精神科醫師也許不會問蘇珊和彼得吃了什麼。然而，只要跟患者一起討論飲食模式，他們就能找到問題所在，除了改善大腦健康，也對心理健康有益。當然，食物不是康復的唯一因素，要克服憂鬱和焦慮，還需要其他的方法，像是處方藥物和心理治療。不過，多吃好食物來增進大腦健康，就能增進原有療程的效果。

以上兩個例子不是個案。我應用營養精神醫學的原理，有效地幫助許多患者控制病情。在我的診所裡，還有幾十個成功的案例。越來越多證據顯示，食物與情緒的關係非常密切，因此醫師一定要詢問患者的飲食狀況。若你也受情緒所苦，不妨多去了解哪些食物能滋養大腦。記住，食物是身體的藥，也是大腦的藥。

憂鬱與焦慮的基本定義

「憂鬱」（depression）和「焦慮」（anxiety）等名詞常被用在不同的生活層面中；在書本、電影和電視節目上，大家都在談論這些詞彙。到處都有人提到憂鬱或焦慮，但每個人所理解的含意都不同，這並不令人感到意外。重要的是，憂鬱症和焦慮症都是臨床上的心理疾患。《精神疾病診斷準則手冊第五版》（*The Diagnostic and Statistical Manual of Mental Disorders*，簡稱DSM-5）上有各種症狀列表，醫療專業人員會以此來評估、診斷患者的精神與腦部的狀況。若想要透過飲食來緩解憂鬱和焦慮，一定要先確實了解這些名詞的含意。

我們大都認為，憂鬱就是感到悲傷或絕望。精神科醫師會先確認，這些感覺是哪些生活情況所引起的，例如分手、家人過世或身體不適，再判定憂鬱症的主因。根據DSM-5的定義，憂鬱症是一種症候群，包括情緒低落、沒有活力、注意力不集中、食欲改變以及失去平常的興趣，而且時間持續超過兩週。憂鬱症的破壞力很強，因為情緒低落會影響生活能力。患者早上很難起床，日常工作很難完成，也不容易與朋友和家人保持聯繫。正如有個病人生動地跟我描述過，憂鬱症發作時，生活好像失去一切色彩。

我們通常會把焦慮看作「過度的擔憂」，這樣的說法並不為過，生活上本來就會有大大小小的焦慮。根據DSM-5的定義，廣泛性焦慮症（最常見的焦慮症）便是「過度焦慮或擔心」，其症狀包括緊張不安、易怒、疲勞和睡眠障礙。若被診斷出焦慮症，代表你在半年內有出現那些症狀。與憂鬱症一樣，精神科醫師會將情境焦慮（由於工作忙碌、重大挑戰或生活轉變引起）與生理因素導致的焦慮區分開來。

容我再進一步解釋。大腦已進化出一套警報系統來幫助我們活下去；這個基本的生存本能，便是所謂的「戰或逃反應」。為了應付壓力、找出對策，大腦會釋放各種壓力荷爾蒙，包括皮質醇。所以，焦慮不是壞事，能幫助我們提升認知能力，在面對考試、參加比賽或夜間開車時更加謹慎。

但是，警報系統若經常失靈，沒事都在警鈴大作，那麼腦中便會充滿壓力荷爾蒙，焦慮症就會生根。此後，憂慮會日益累積，睡眠、腸胃問題也隨之而來，身體還會有不明的疼痛。就像憂鬱症，焦慮症會侵入你的生活，干擾你的工作和人際關係，變成難以擺脫的疾病。

治療這些疾病不如常人以為的那麼容易。雖然專家開發了許多有效的抗憂鬱和抗焦慮藥物，但不是對每個人都有效。十多年前，美國國家心理健康研究院（National Institute of Mental Health，簡稱NIMH）發表了一項標竿性的研究，即「憂鬱症序列治療替代方案」（Sequenced Treatment Alternatives to Relieve Depression，簡稱STAR*D）。相關專家探究了幾種常見抗憂鬱藥的療效，如選擇性血清素再回收抑制劑（Selective Serotonin Reuptake Inhibitors，簡稱SSRIs）百憂解（Prozac）或樂復得（Zoloft），以及認知行為療法（Cognitive Behavioral Therapy，簡稱CBT）。結果他們發現，三分之二的參與者在服用單一種抗憂鬱藥後，症狀沒有緩解，唯有搭配各種藥物，症狀才有所改善。醫師必須反覆地試驗，才能找到適合的處方。即便如此，仍有百分之六十二的患者退出研究，或接受治療後沒有好轉。

治療焦慮症的藥物也有類似的問題[1]。藥物無法徹底緩解症狀，這一點令我非常擔憂。身為專業人員，我當然想幫助患者解決問題。我們都知道，精神藥物對數百萬人有效，但它並不是唯一的治療手段，更不是終點。

綜合這些研究，我們可以得知，要幫助人們趕走憂鬱和焦慮，開處方藥不是唯一的方法，還需要採取互補的方法，包括各類型的心理治療，較為人知的像是談話療法。醫師還得仔細觀察患者的生活方式，如飲食和運動，以設計出更為全面的療法。

關於焦慮，我這邊還有幾點提醒。閱讀接下來的章節時，你應該會注意到，許多營養與心理的研究只著重在憂鬱症。如果讀者是為了焦慮問題而買這本書，可能會有點失望。況且，廣泛性焦慮症是美國最常見的心理疾病。身為心理健康的專業工作者，對此我也感到很沮喪，應該要有更多人來研究食物和焦慮的關係。幸運的是，情況正在改變。話雖如此，我還是要補充一點，憂鬱和焦慮總是齊頭並進。許多人被同時診斷出這兩種疾病；它們有一些相同的症狀。仔細觀察就會發現，導致或加劇這兩種心理狀況的因素很類似，其重疊之處不容忽視。營養精神醫學領域的專業人士都已了解到，能預防、有效控制憂鬱症的飲食法，也同樣能緩解焦慮症。繼續閱讀下去，你就能了解，為何炎症和微生物群會影響大腦，進而更清楚飲食的重要性。

制伏憂鬱和焦慮的好幫手

研究人員提供了許多跟憂鬱和焦慮有關的資訊，可惜的是，要將最新的科學成果整合至臨床實務中，通常需要十五年以上；沒有人能夠等那麼久。

在我還是醫學院學生時，大多數的醫師都同意，只要長大成人，大腦就生長完成了。在一生中，身體裡的其他細胞會不斷繁殖，但人只有一組腦細胞（大約有一千億個左右），隨著年齡增長，我們得設法留住它們。科學家已明白指出，大腦跟身體的其他部分一樣，會持續變化與成長，直至我們的青壯年期。腦細胞能不斷建立新的連結，此為「神經可塑性」，我們將在第三章深入討論。重要的是，多吃有益大腦的營養素，有助於推動神經可塑性。各種維生素和礦物質就像燃料一樣，能促進大腦的健康、發育和生長。

飲食模式對大腦健康非常重要，第二個原因是，食物跟身體發炎有密切的關係。發炎是免疫系統的保護機制，幫助我們擋下病毒或度過外傷。最新研究顯示，慢性炎症會導致憂鬱和焦慮。許多憂鬱症或焦慮症的患者身上，跟發炎有關的C—反應蛋白指數也會升高；這些蛋白可能會造成失樂症，令人無法感受到快樂，睡眠也會出問題。[2]此外，容易在深秋和初冬月份發作的季節性憂鬱症（Seasonal Affective Disorder，簡稱SAD），也跟發炎指數提高有關[3]。發炎與情緒有顯著而強大的關聯；幸好，能用來對抗過度發炎的強大工具，就是食物。多多攝取能抗發炎的食物，就有助於減少腦部發炎，進而降低患精神疾病的風險。

研究也顯示，存在於人體腸道內的細菌和微生物群也有助於大腦健康。有些人以為，這些細菌只能用來幫助消化，讓人體從食物中獲得能量。但我們現在明白，大腦和腸道不斷在交流，微生物群（所謂的好菌）會影響大腦的運作。發酵食品含有益生菌，可說是非常營養，有助於腸道好菌的生長，並間接預防憂鬱症和焦慮症的發生。

今日，大多數醫師都建議患者採用地中海式飲食，也就是吃得像希臘人和義大利人那樣！這聽起來不難。確實，地中海飲食這幾年來很受歡迎，它能有效降低膽固醇和促進心血管健康。科學家還告訴我們，對心臟有益的東西對大腦也好。地中海飲食的特色在於水果、蔬菜、魚類、全穀物和健康的油脂，它有助於提高神經可塑性、對抗發炎和增加微生物群中的有益細菌，並提供維持心理健康的必需營養素。

儘管地中海飲食很成功，我還是想提出更多可行的建議，指出有助於控制憂鬱和焦慮的食物。二〇一六年初，我和同事蘿拉．萊辛恩斯（Laura LaChance）醫師開啟一項計畫，以確定哪些營養素可以有效減輕憂鬱症狀，以幫助這些患者。

統整了已發表的科學研究後，我和萊辛恩斯醫師建立了抗憂鬱食物評量表（Antidepressant Food Scale，簡稱AFS），以重點介紹高營養密度的食物，它們能強化大腦功能、有助於對抗憂鬱症。經由分析，我們找出十二種有助於治療憂鬱症的營養素，並具體指出有益的植物性與動物性食物。

我們將在下一章深入探討這些營養素。透過本書所示範的六週計畫，你的餐盤就會充滿這些食物。先簡單了解這十二種關鍵營養素有哪些：

- **葉酸**：這種維生素B9對準媽媽很重要，還有助於新細胞的產生，其食物來源有：牛肝、球芽甘藍、柑橘類和綠葉蔬菜。
- **鐵**：大腦需要紅血球才能充分發揮功能。身體用鐵來製造血紅素（紅血球中的重要蛋白質），並有助於肺部的氧氣輸送到大腦。南瓜籽、牡蠣和菠菜都有豐富的鐵質。
- **omega-3脂肪酸**：這些多元不飽和脂肪酸包括二十碳五烯酸（簡稱EPA）與二十二碳六烯酸（簡稱DHA），人體可以少量製造，但必須從食物中攝取。這類脂肪酸在海鮮中很常見，包括野生鮭魚、鯷魚和牡蠣。

- **鎂**：這種礦物質有助於調節幾種神經傳導物質，有助於放鬆情緒，還可以改善睡眠品質，其食物來源有杏仁、菠菜和腰果。
- **鉀**：沿著神經元傳播的電脈衝都需要鉀。許多新鮮水果和蔬菜都含有這種礦物質，如香蕉、花椰菜、地瓜和菜豆。
- **硒**：這種礦物質能讓大腦產生強大的抗氧化劑；甲狀腺要正常運作的話，也不能沒有它。甲狀腺出問題的話，體力和情緒都會不好，人也更容易焦慮。磨菇、巴西堅果和燕麥片都含有這種礦物質。
- **硫胺素**：它也被稱為維生素B1，是負責產生能量的關鍵元素，對大腦健康也很重要，存在於牛肉、堅果和豆類中。
- **維生素A**：有幾項研究顯示出，維生素A與神經可塑性、大腦生長和適應力非常有關，肝臟、鯖魚、野生鮭魚都含有它。
- **維生素B6**：它對大腦的發育和運作舉足輕重，存在於全穀物、豬肉和雞蛋中。

- **維生素B12：**它能產生血清素、去甲腎上腺素和多巴胺，有助於調節情緒、生成腦細胞的髓鞘，讓神經更有效地傳遞信號；常見於蛤蜊、牛肝和淡菜中。
- **維生素C：**它是強大的抗氧化劑，可以抵消掉自由基對腦細胞的損害。櫻桃、辣椒、芥菜和柳橙汁都能補充維生素C。
- **鋅：**這種礦物質也有助於調節大腦信號和提升神經可塑性。在飲食中加入南瓜籽、牡蠣和火雞肉就能多補充鋅。

這些營養素在接下來章節會有更詳盡的討論。許多人會專注於攝取幾項特定的營養素，或跟著流行去吃所謂的「超級食物」。但我希望能幫你擴大飲食的範圍與類別，找出對大腦有益的高營養密度食物。專注在單一的超級食物上很容易（正如人家都叫我「羽衣甘藍傳道者」），但每個人的口味都不同，擴大食物的類別，才能從各種管道攝取必需的營養素。就算你不愛羽衣甘藍，還是能吃出好心情，戰勝憂鬱和焦慮。

從現在開始，我將重點介紹不同的食物種類，並說明它們為何有助於大腦的健康。我也會解釋，為何攝取這些營養的食物能預防憂鬱症。此外，我們還會強調纖維質、微生物群、好菌和抗炎食物的超強戰力。在此之前，我想先提醒大家一個重要而簡單的事實：在所有的心理健康因素中，只有食物完全取決於你：每餐你都可以選擇適合自己的營養食物，也該選擇令人愉悅的美食。

食物就是藥物。營養精神醫學的研究在在指出，心理健康取決於食物。因此，依據當前的科學證據去改變你現在的飲食習慣，包括加入營養豐富的食物，就能奠定大腦的成長茁壯的基石，並且更有力量去改善心理健康。在接下來的章節中，我們會介紹最新的科學研究，說明飲食從哪些方面來影響大腦。科學家發現，有些重要的營養素能讓大腦更健康、更強大、更有活力，進而能有效預防和控制憂鬱及焦慮。我們一起來了解吧！

重點提示

- 過去幾年來，世界各地的醫師都發現，食物能有效預防及控制身體的健康問題（包括心血管疾病和糖尿病）。
- 營養精神醫學這個新領域還在不斷發展，專家都致力於找出關鍵的營養素來強化大腦，進而預防和治療心理問題。
- DSM-5是精神科醫師必備的診斷工具。根據定義，憂鬱症是一種症候群，症狀包括情緒低落、沒有活力、注意力不集中、食欲改變以及失去平常的興趣，且持續時間超過兩週。憂鬱症具有破壞力，因為情緒低落會影響我們正常生活的能力。
- DSM-5將廣泛性焦慮症（最常見的焦慮症）定義為「過度焦慮或擔心」，其症狀包括緊張不安、易怒、疲勞和睡眠障礙。若你在半年內的某段時間有出現其中一些症狀，就有可能是焦慮症患者。

- 我和同事萊辛恩斯醫師建立了AFS，當中介紹了十二大營養素，能強化大腦功能，並有助於緩解憂鬱症。它們是葉酸、鐵、omega-3、鎂、鉀、硒、硫胺素、維生素A、維生素B6、維生素B12、維生素C和鋅。
- 焦慮症也受食物影響甚大。雖然很多研究都集中在憂鬱症上，但高營養密度的食物也有助於控制焦慮。憂鬱症和焦慮症是不同的病症，但採用某些飲食模式和生活方式，對這兩種情況皆有益處，因爲那些介入措施能增進大腦健康。
- 研究顯示，地中海飲食內含豐富的營養素，有助於預防、緩解憂鬱和焦慮的情緒。

第二章

十二種關鍵營養素

大腦的基本組織

大腦是由什麼組成的？

有些專家說過，大腦就像肌肉一樣，要多多訓練才能保持健康，否則它會慢慢流失。多多進行腦力激盪，大腦就會強健、靈活而有力。大腦和肌肉能發揮作用，都是因為它們含有特殊的纖維。在經過艱辛的鍛練後（如準備期末考或玩填字遊戲），大腦會感到疲倦；就像在跑步機上全力衝刺後，大腿會感到痠痛。

透過如此簡單而常見的類比，大眾就能得知腦力活動的益處，不管是玩數獨或參加讀書會都好。它具體地呈現出大腦如何隨著時間改變和進步。

不過，實際上，大腦一點也不像肌肉。

大腦是人體中最複雜的器官。這個一點三六公斤的指揮中心含有八百億個神經元，這種特殊的細胞能傳遞神經脈衝，並透過突觸相互連結，最終構成人的每個思想、情感和行動。大腦裡還有獨特的「神經膠質細胞」，它們會形成有絕緣功能、圍繞著脂肪的髓鞘（含有大量的脂肪）。有些專家估計，神經膠質細胞的數量是神經元的三倍，其獨特的結構能間接提高皮質神經細胞在傳導訊號上的功效。神經元和神經膠質細胞所構成的纖維，在形式和功能上都與肌肉纖維大相徑庭。

除了數十億個腦細胞，大腦還是重要血管和微血管的家，它們為腦細胞提供成長所需的含氧血液。腦中還有各種信號分子，包括激素和神經傳導物質，有助於訊息在細胞間傳遞。

至於血清素、多巴胺和麩胺酸等神經傳導物質，都與憂鬱症和焦慮症有關。科學家還發現，像NMDA、麩胺酸和內源性大麻素等傳訊分子也都在發揮作用。細胞受體則是一種獨特的蛋白質，它能捕捉傳訊分子，訊息便得以經過突觸在細胞間傳遞。

不可否認，這部分還有很多資訊需要告訴讀者，目前只提及這個非凡器官的基本元件。稍後我也會提到，它們以某些方式互動、交流就能提升大腦健康。在下一章，我會介紹另一種大腦分子「腦源性神經營養因子」（BDNF），許多神經科學家稱它為「大腦的肥料」。

講解這些基本知識，是為了讓讀者了解到，食物和大腦的健康狀況密切相關，簡單地說，你吃進去的東西會形成它的樣貌。

我們每天進食所產生的總熱量，大腦消耗了百分之二十。有了那些能量和營養，大腦才能生成和維持它的基本元素。那些關鍵的神經傳導物質和受體，都是經由特定的蛋白質和胺基酸產生的。神經膠質細胞的多寡，也是取決於是否攝取足夠的omega-3脂肪酸。至於鋅、硒和鎂這樣的礦物質，不僅是形成細胞和腦部組織的基石，還有助於合成重要的神經傳導物質。維生素B群則有助於神經脈衝。

大腦缺乏有益的營養素時，認知、情緒和整體功能都會受到影響。拿血清素來說，這種神經傳導物質與情緒有關。攝取含有鐵、葉酸或維生素B12的食物，身體就能產生足夠的化學物質來改善情緒。

長久以來，人們很少看重食物與大腦的關係，但這是可以改變的。你想為自己的大腦提供哪些組件，是你可以決定的。你可以選擇優質、營養豐富的食材，讓大腦更有效率地運作，進而管理情緒、預防焦慮症狀。

終究，只有你才能決定自己大腦的成分，讓它成長、修復，變得更健康。確切地說，聰明的大腦不是天生的，而是由每天的食物選擇所養成的。（圖2）

食品工業對心理健康的影響

過去一百年來，人類的飲食產生了巨大的變化。我們曾祖父母那一輩的人都以新鮮、當令又天然的食物養活自己。他們就在離自己家不遠處的農場裡種植和培育作物。今日，美國的食物風景已換了樣貌：農業工業化、過度包裝的食物。在消費市場上，有百分之六十的食物都是加工品，成分都是碳水化合物、糖、食用色素、反式脂肪和防腐劑。到處都有速食店和便利商店，而它們大力推銷和販售的食物，其成分都是醫師強烈警告要避免的。

我對食物和心理健康的關係很感興趣，因此學習很多知識，也觀察過去幾十年來美國飲食模式的變化。一開始，有專家說乳脂肪不好，於是用植物油和人造奶油來取代。跟乳製品不同，它們易生產、成本低、保存期長、品質又穩定。此後，西方的飲食產品就含有大量的反式不飽和脂肪酸（反式脂肪），而且現在我們才知道，它們會導致心臟和大腦方面的疾病。

我們還改變了食物的顏色，添加了致癌性高的人工色素。為了增添風味和口感，並增加保存期，廠商會在加工食品中放入大量的鈉和糖。逛超市時，不妨看看包裝上的成分標籤，應該會看到許多化學物質，含量甚至比食物本體還多。因此，我們很難攝取到對心理健康有益的營養素。想要獲取這些養分，最好還是透過原型食物。然而，在西方食品工業的影響下，現代人吃進太多對大腦有害的物質和分子，

焦慮的

營養精神醫學

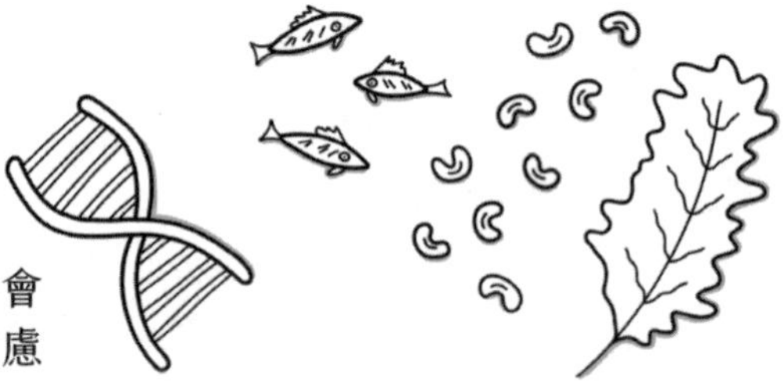

基因

基因和基因表現都會提升罹患憂鬱和焦慮的風險。

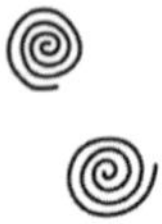

個人心理

性格、創傷、成長、溝通技巧、應對方式。

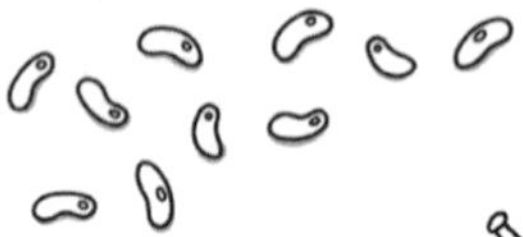

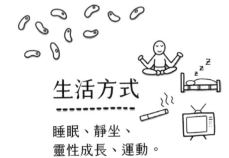

生活方式

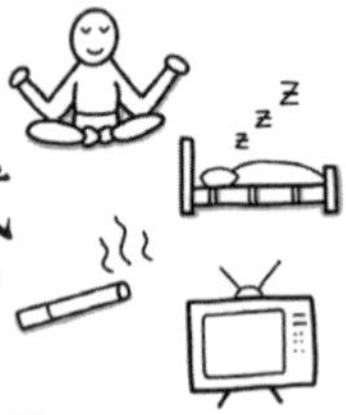

睡眠、靜坐、靈性成長、運動。

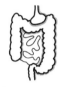

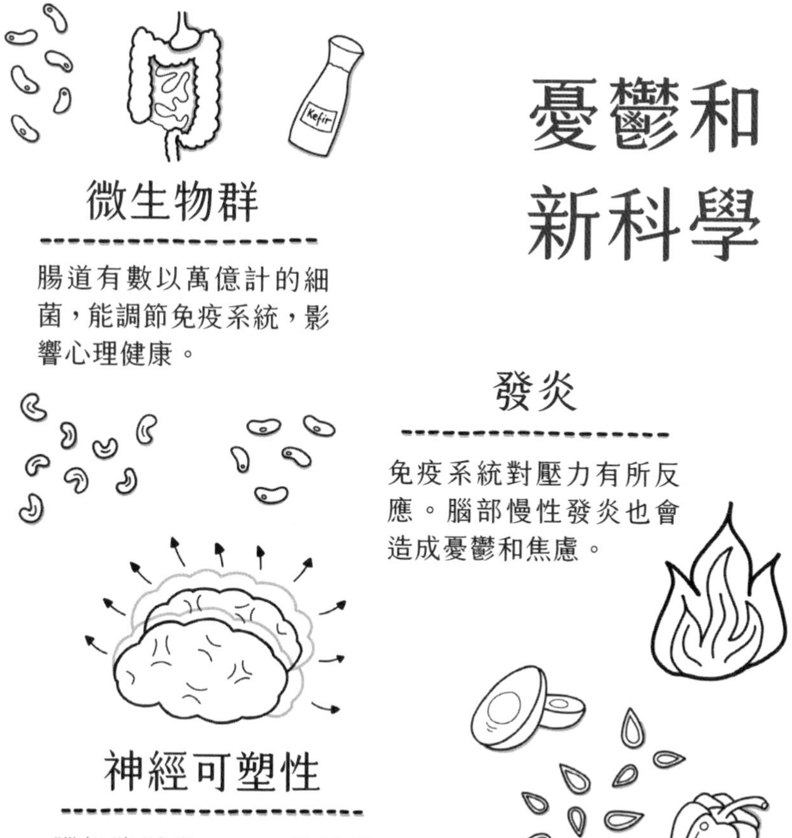
Kefir
憂鬱和新科學
微生物群
腸道有數以萬億計的細菌，能調節免疫系統，影響心理健康。
發炎
免疫系統對壓力有所反應。腦部慢性發炎也會造成憂鬱和焦慮。
神經可塑性
腦細胞透過BDNF等神經營養因子誕生、成長及存續的過程。

圖 2

患上憂鬱症或焦慮症的風險也跟著提升。

不能再這樣下去了，必須做些改變！

食品供應鏈與產業的變化，改變了人類滋養身體的方式。我們攝取了大量的化學物質和防腐劑，卻沒有從天然食物中獲取營養素來打下大腦的健康基礎。速食和零食填飽了胃，但大腦仍然處於飢餓狀態。美國農業部（United States Department of Agriculture，簡稱USDA）的數據顯示，美國人所攝取的營養素，大多沒有符合醫學單位頒布的每日建議攝取量（Recommended Daily Allowance，簡稱RDA）；三分之一的人缺鋅，百分之六十八的人缺鎂，高達百分之七十五的人沒有攝取足夠的葉酸。大腦沒有獲得茁壯成長所需的基本元素，就無法發揮最佳功能。

長期以來，我和許多營養精神醫學領域的同事都在質疑現代人的飲食模式。如今，我們的猜測得到了大量的研究所證實，食物的確與焦慮等情緒議題有直接關聯。

科學家開始研究食物與大腦健康的關係

差不多在六十年前，流行病學（研究特定族群的健康和疾病趨勢）專家發現了一些有趣的事實。相較於世界各地的人，生活在地中海國家（如西班牙、希臘和義大利）的人罹患心臟病的可能性較低。科學家非常想了解原因，是家庭、社群或文化的影響力？熱愛運動？飲食比較健康？或以上皆是？

十幾年來，研究人員都努力在找出這些問題的答案，他們很快意識到，這些因素對健康和身心狀態都很重要，尤其是年長者。他們還觀察到，地中海飲食富含水果、蔬菜、海鮮、全穀物、堅果和橄欖油，不僅對心臟有益，對大腦也有好處。一項又一項的研究顯示，這種飲食方式有助於降低心臟病發作和中風的風險。研究人員還注意到，地中海飲食可能有助於預防失智症和憂鬱症[1,2]。

過去已有研究指出，食用橄欖油有助於預防憂鬱症，還能減輕憂鬱症患者的症狀。但光有健康的油脂還不能發揮效力，搭配穀物、海鮮等天然食物，對於保持健康和身心平衡也很重要。

值得注意的是，地中海飲食的效力不限於老年族群。我最欣賞的一項流行病學研究是在西班牙納瓦拉（Navarra）大學執行的（稱為The SUN cohort study）。二〇〇六年，研究人員追蹤了一萬零九十四位應屆學生的飲食方式，觀察它們對憂鬱症的影響。計畫開始前，研究人員先確認，參與者都沒有陷入憂鬱或曾服用抗憂鬱藥。大家都知道，人生第一次內心有所掙扎、出現憂鬱症狀，大多是在青少年晚期至成年期之間。若要提出針對性的介入措施來預防憂鬱症，這就是絕佳的時機點。

一開始時，研究人員給每位參與者一份問卷調查，以統計他們平時吃些什麼。那份問卷有多達一百三十六個問題，研究人員因此能掌握每個人的飲食模式，看看他們多常採用所謂的地中海飲食，包括蔬菜、海鮮、全穀物和健康油脂等。接著，一名專業營養師會分析這些問卷並加以評分，每餐吃下愈多地中海型食物的人，得到的分數就愈高。

研究人員發現，在這四年半裡，得分較高的參與者罹患憂鬱症的機會小得多。以地中海飲食為主的人，患病風險降低了百分之四十二。以現代西式飲食（單一碳水化合物、植物油和加工食品）為主的參與者，患上憂鬱症或其他情緒障礙的可能性就高得多了。這並不令人訝異，十幾年前的研究結論也是如此：地中海飲食有助於預防心臟和腦部疾病的侵害。最後，納瓦拉大學的研究人員得知，奉行這種飲食法，就可以遠離憂鬱症。

各地的流行病學家已針對不同年齡、性別和身分的人做過類似研究，其結論有深遠的影響，特別是針對憂鬱症的治療以及預防。重要的是，地中海的生活方式不僅體現在食物上，希臘人及義大利人的確吃掉大量的橄欖油，但他們也比美國人更愛走路、騎單車和游泳。納瓦拉大學的研究指出，分數較高、更常採用地中海飲食的參與者大多熱衷於運動。然而，是否有任何證據表明，光是改變飲食模式就能轉化情緒？

匹茲堡大學醫學中心（University of Pittsburgh Medical Center，簡稱UPMC）的精神科醫師找來曾受憂鬱症所苦的老年人，並針對其生活方式進行介入性研究。九十五名五十歲以上的長者接受院方的指導，調整其飲食方式來促進健康。諷刺的是，這些精神科醫師一開始並不認為這套方法有效。他們只是想要了解，這種健康、積極的介入措施是否比談話治療更管用，如此才能找到方法來治療不喜歡服用抗憂鬱藥物的老年患者。

這些醫師設定的飲食規則並不複雜，他們從各個政府機構收集一般性的健康指南，在六至八次的療程期間，由護理師或心理諮商師與長者一起討論成效。護理師會介紹基本的營養知識，包括分析各種食物的營養成分與攝取量，並協助長者制定飲食計畫和購物清單。

療程時間不長，第一次會談含上課大約一個小時，之後的會談只有三十分鐘。在二至三個月內，這些長者加起來只接受八小時的指導，但令研究人員驚訝的是，他們的憂鬱症狀改善了百分之四十到五十；更令人驚喜的是，成效可以維持至少兩年。過去的分析顯示，在談話療法的作用下，憂鬱症的發病率能降低約百分之二十到二十五，因此這項研究的成果更加鼓舞人心。

匹茲堡的研究人員很快發出聲明，這項研究無法直接證明「改變飲食可以減緩憂鬱症狀」，雖然其他單位的食物介入研究也得出類似的結果。要建立因果關係，就得證明特定的介入會產生特定的結果，也就是得經由「隨機對照試驗」（Randomized Controlled Trial，簡稱RCT）。研究人員隨機挑選參與者，請他們接受不同的介入措施，並進行對照和比較。這是最有說服力的試驗法，是測試特定治療法的黃金標準。美國食品藥物管理局（Food and Drug Administration，簡稱FDA）所批准的藥物，不管是治療濕疹或癌症，都要通過這種嚴格的測試。

匹茲堡的醫師承認，他們的研究不是隨機試驗，也從未打算將飲食作為未來治療的選項。他們可能有其他的考量因素，但至少我們從這項研究中清楚看到，憂鬱症的確能透過飲食來改善。現在該施行臨床試驗了，看看飲食介入法是否像我們一開始相信的那樣有效。

有大量數據顯示，飲食跟憂鬱、焦慮等情緒非常相關。根據印度德里大學最近的一項綜合報告，愈來愈多的證據表明，飲食、營養和心理健康三者的關係非常密切。精神科醫師和心理健康的照護者因此有了明確的方向，更能設法預防及控管憂鬱症等心理問題。[3]但若沒有臨床試驗及證明療法有效的「黃金標準」，心理健康的專業人員就沒有理由為憂鬱症及焦慮症的病患開立飲食處方。

立下里程碑的「微笑」研究

幾十年來，精神科醫師一直用藥物和心理治療來管控患者的憂鬱和焦慮情緒，但包含飲食在內的生活因素，都被忽略了。然而，在二〇一七年，澳洲迪肯大學（Deakin University）醫學院食物與情緒中心的研究人員發表了一項隨機對照實驗，這是醫界首次對重度的成人憂鬱症患者進行飲食介入法。他們巧妙地將它命名為「微笑」（SMILES，Supporting the Modification of lifestyle In Lowered Emotional States，意為「在情緒低落的狀況下，協助患者調整生活方式」）。

這項研究由營養精神醫學領域的兩位領袖費莉斯・傑卡（Felice Jacka）和麥可・伯克（Michael Berk）所指導。研究人員募集了一百七十六名患有憂鬱症患者，其中許多人都服用過藥物或接受談話療法。一半的人被隨機分配到飲食介入法中，要與營養師進行七次的晤談，每次時間為一個小時，為期三個月。營養師詳細解說地中海飲食的細節，並協助參與者擬定和修改飲食計畫。有些調整很簡單，只是要患者替換或添加某些食物，像是將沙拉油換成橄欖油，或是在他們最愛的食物中加入豐富的豆類。另外一半的參與者則處於一個受制條件，就像朋友間的協定一樣，雙方一樣進行七次晤談，但治療者不會提供任何飲食建議，只是交談而已。

「從大量的數據看來，食物和心理健康的確有明顯的關聯，但相關性不必然意味著因果關係。飲食是否會影響到憂鬱症，需要更精準的測試，」傑卡說：「所以我們才開啟這項研究。」

飲食介入法的臨床試驗往往很難執行，我們總不能將參與者分配到「每餐都吃垃圾食物」那一組吧？這是不道德的。因此，傑卡和同事決定分成交友協定與飲食建議兩組。

「交友協定常常用於心理治療，就像去看心理治療師或其他醫療人員，只差沒有進行諮商，」她說：「你會跟某人進行面對面的互動交流。有人願意傾聽並對話一個小時，這樣的互動對憂鬱症患者有幫助。」

一開始，研究人員先記錄下參與者當前的憂鬱狀態，然後分別在三個月及六個月後再次評估。他們發現，飲食組中的患者其症狀緩解率為百分之三十二。也就是說，有三分之一的人在接受飲食介入法後走出憂鬱症；研究人員控制了其他因素，所以其康復跟社交活動或運動無關，雖然這兩者在預防和治療心理疾病上也很重要。參與者的體重在試驗期間並沒有顯著的變化。歸根究底，在飲食上做出微小而持之以恆的改變，就是關鍵。從那之後，其他試驗也顯示出類似的結果：飲食改變有助於緩解憂鬱症狀[4]。

「沒想到食物會產生這麼大的影響；它應該有更多微妙之處，」傑卡說：「營養師所做的只是教育患者要吃什麼，並給他們一些建議。透過一點小小的改變，就能達成目標。這次試驗中有很多令人驚訝的事，其中最令人驚嘆的是，即使他們患有中度至重度的憂鬱症，還是能改變飲食方式，每餐多吃一些健康的食物。再者，有百分之三十接受飲食介入的人會進入緩解期，從憂鬱量表來看已沒有憂鬱症。」

傑卡又說：「飲食方式改變愈多，憂鬱症狀就明顯趨緩，患者的狀況也變得更好。這是相當了不起的發現。」

整體來說，食物很重要。透過這些非凡的研究成果，心理健康的專業人士便能改進治療方式，讓患者獲得力量而更能掌握自己的憂鬱症狀。

那「微笑」試驗對焦慮症狀有影響嗎？傑卡說，飲食對憂鬱症狀的影響是主要研究目標，但他們的確發現到，焦慮也有所減輕。

「緩解焦慮是次要功效，因為我們主要關注的焦點是憂鬱症，」她說：「但是，相較於交友協定組，飲食組的參與者焦慮症狀也減輕了。」

雖然這是一項小型試驗，但如今有幾項研究也證實了傑卡所觀察到的現象。二〇一九年，澳洲麥覺理大學的海瑟．法蘭西絲（Heather Francis）及同事進行一項介入研究，並在年輕人身上發現類似的結果。法蘭西絲募集了一百零一名年輕人，年齡介於十七至三十五歲間，他們的憂鬱症狀很明顯，飲食習慣也不好。

介入研究為期三週，一半的參與者會收到一份十三分鐘的飲食介入影片，他們可以視需要存取並重複觀看。影片中，有位營養師介紹地中海式飲食的竅門，並鼓勵參與者增加蔬菜、全穀物、堅果、魚和橄欖油的攝取量。為了幫助他們跨出第一步，研究單位還贈送一小籃地中海型食物。在第一週和第二週結束時，研究人員會透過簡短的電話訪談評估他們的情況。另一半參與者沒有得到任何飲食指示，只被要求在三週後回來。

法蘭西絲也發現，接受飲食指導的參與者，在三週後憂鬱和焦慮症狀明顯降低。研究人員繼續以電話追蹤情況，三個月後參與者的況狀還是很好[5]。法蘭西絲寫到，最令她驚訝的是，參與者不僅主動改變飲食，在研究結束後，還堅持了好幾個月。百分之七十的學生在大方向上還是遵守有飲食建議。由此可知，飲食很重要，特別是有益於大腦健康。

這些隨機對照試驗證明，改變飲食就能改善心理健康。不妨多用營養食物取代垃圾食物，就更有機會改善大腦的健康和功能。

抗憂鬱食物評量表（AFS）

我的同事萊辛恩斯醫師是多倫多大學成癮和心理健康中心的精神科醫師和臨床研究員。和我一樣，她也很關心飲食對心理健康的重要性，相關的研究也啟發了她，於是我們決定一起進行更深入的研究。

我們發現，想讓患者實際執行地中海飲食，光是給個方向還不夠。人在沮喪或焦慮時，要改變生活方式並不容易，但傑卡發現有辦法可行。為了讓醫師和患者更輕鬆面對這個任務，我們根據科學文獻找到能對抗憂鬱症的營養素，並列出富含這些成分的食物。如此一來，我們就能告訴患者，哪些類別的食物有益大腦健康，而不只叫他們遵循地中海飲食。

這時候，讀者大概會解釋：「等等！我每天早上都有吃綜合維生素了，這還不夠嗎？」老實說，我很常聽到這類話。這部分我會在第六章加以說明，但總而言之，要讓身體和大腦攝取到充分的營養，保健食品不是最好的選擇。身體的構造就是為了吸收食物的養分，補充品是其次的。

我和萊辛恩斯醫師梳理了現有的科學文獻，才找出最能維持大腦健康的營養素，以及含有這些成分的食物。為了預防和治療憂鬱症，我們還針對必需的營養素和礦物質做了排名。最終，我們創立了一個新的營養評量表，也就是你在第一章裡看到的「抗憂鬱食物評量表」。我們依序排出高營養、富含各類維生素和礦物質的食物，它們能有效緩解憂鬱症狀，對焦慮問題也有幫助。

我和萊辛恩斯醫師找出有助於心理健康的基本營養素，還標出相關的食物。這些維生素、礦物質都有助於增強大腦的結構和功能。

能制伏憂鬱和焦慮的營養素

葉酸

葉酸也稱為維生素B9，是用來製造及調節DNA。與憂鬱症密切相關的神經傳導物質，如血清素和多巴胺，也要由它來產生。神經傳導物質是一種信號分子，有助於腦細胞的交流。大腦裡充滿這些分子，腦細胞才能發揮功能，包括感知周遭世界以及調節情緒。

大家都記得，孕婦一定要攝取葉酸，才能確保胎兒的脊髓和大腦能正常發育。它對胎兒的大腦發育有益，當然也能維持成年人的大腦健康。葉酸有助於調節情緒，讓思考更清晰、心情更愉快。

葉酸的原文為Folate，是來自拉丁語中的folium，意思是「葉子」。因此我們很容易聯想到這種維生素哪裡最多：綠葉蔬菜。葉酸主要的功用在於，它能建構關鍵的大腦分子並維持腦部的運作。葉酸水平太低的話，人就會情緒低落、沒有活力並感到擔憂。在治療憂鬱症時，醫師會抽血檢查患者的葉酸水平，因為研究發現，多達三分之一的患者都缺乏葉酸。

葉酸不足也與發炎指數增加有關。葉酸有助於分解一種特殊的胺基酸「同半胱胺酸」，它是身體發炎的標記物。若沒有足夠的葉酸來代謝同半胱胺酸，發炎指數就會升高。同半胱胺酸太高的話，就會造成憂鬱症和心臟疾病，所以是非常危險的因素。

記得多吃：綠葉蔬菜、彩虹蔬果、豆類。（圖3）

維生素B9

（葉酸）

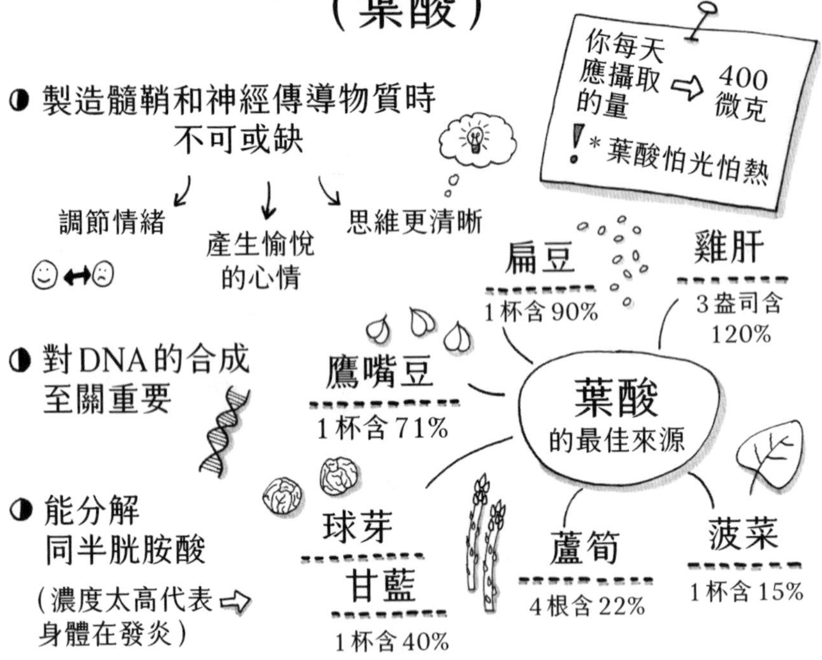

你每天應攝取的量 ⇨ 400微克
！＊葉酸怕光怕熱
製造髓鞘和神經傳導物質時不可或缺
調節情緒
產生愉悅的心情
思維更清晰
對DNA的合成至關重要
能分解同半胱胺酸
（濃度太高代表⇨身體在發炎）
葉酸的最佳來源
扁豆
1杯含90%
雞肝
3盎司含120%
鷹嘴豆
1杯含71%
球芽甘藍
1杯含40%
蘆筍
4根含22%
菠菜
1杯含15%

圖3

（編按：食物的%為每日建議攝取量的比例。）

鐵

大腦需要全身百分之二十的能量才能有效運作，為了創造這些能量，腦細胞必須大量地使用血紅素，這種含鐵蛋白質能將氧氣從肺部輸送到大腦。肌紅素則是另一種以鐵為基礎的蛋白質，它能將氧氣儲存在肌肉中，需要爆發力時就能使用。許多人認為，鐵是促進大腦功能最關鍵的營養素。

鐵也能左右憂鬱和焦慮情緒的變化。它能幫助大腦獲得氧氣，還負責產生兩種關鍵的神經傳導物質多巴胺和血清素，後者負責調節情緒、增加專注力和愉悅感。和葉酸一樣，鐵也是髓磷脂的組成成分。髓磷脂是絕緣的脂肪，讓神經元得以進行高速的訊號傳導。

這種營養素非常重要。鐵含量低的話，就會有腦霧、體力差和情緒低落的問題。素食者要特別留意鐵的攝取，比起肉類及海鮮類中的鐵，植物中的鐵可吸收性低了百分之三十至四十。添加酸的調味劑（如檸檬汁或醋）或用鑄鐵鍋就能增加身體對鐵的吸收力。

記得多吃：海鮮、堅果、豆類和種籽、綠葉蔬菜、肉。（圖4）

omega-3脂肪酸

這種長鏈多元不飽和脂肪酸（PUFAs）是驚人的大腦強化劑。過去幾年來，它成為營養界矚目的焦點。它是食物中最長也是最複雜的脂肪。它能刺激大腦去製造出重要的神經生長因子，並促進神經可塑性；大腦因此會繼續成長。它還有助於調節及降低大腦和身體裡的炎症水平。

不過，並非所有的omega-3脂肪酸都一樣。實際上有兩種。短的、不太複雜的植物性omega-3，如α-亞麻酸（ALA）；複雜的omega-3脂肪酸，如二十碳五烯酸（EPA）和二十二碳六烯酸（DHA）。雖然植物性的omega-3具有許多益處，也是飲食中的重要成分，但想戰勝憂鬱與焦慮，還需要有足夠而複雜的omega-3。

EPA能降低腦細胞中促炎性細胞分子的濃度，讓大腦更加靈活。另一方面，DHA有助於細胞膜的構成，讓突觸正常運作，並加強腦細胞間的連接。據估，

鐵

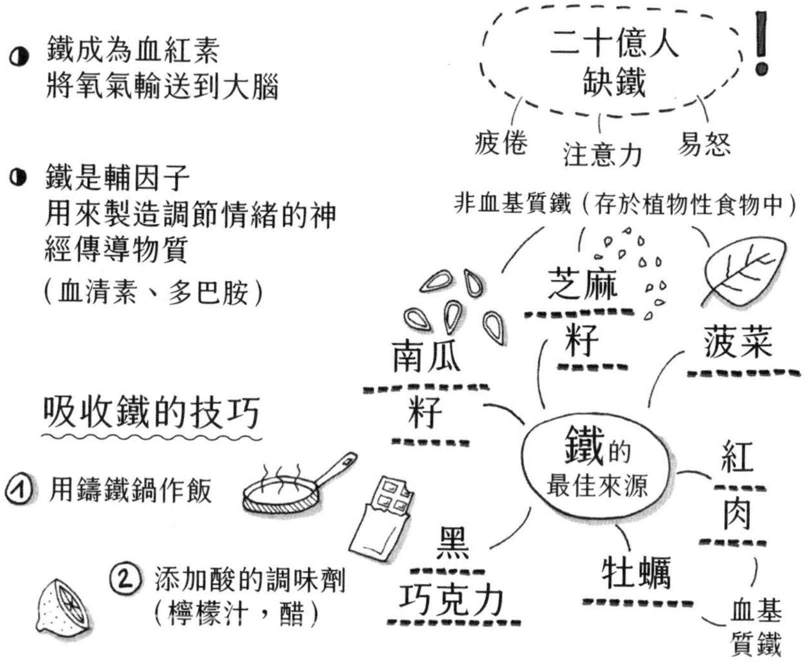

鐵成為血紅素
將氧氣輸送到大腦
鐵是輔因子
用來製造調節情緒的神經傳導物質
(血清素、多巴胺)
吸收鐵的技巧
① 用鑄鐵鍋作飯
② 添加酸的調味劑
(檸檬汁,醋)
二十億人
缺鐵
疲倦
注意力
易怒
非血基質鐵(存於植物性食物中)
芝麻籽
菠菜
南瓜籽
黑巧克力
鐵的最佳來源
紅肉
牡蠣
血基質鐵

圖 4

DHA的重量約佔腦幹的百分之八。DHA在抗炎方面也扮演著重要角色，它構成了兩大重要激素：神經保護素和止炎素。大腦可以從富含這些脂肪的飲食中獲益，特別是發育中的大腦。omega-3的缺乏與憂鬱症及其他腦部疾病有所關聯。

記得多吃：海鮮。（圖5）

鎂

鎂，有時被稱為「鎮靜用的化學物質」，在大部分的身體運作中，它有不可或缺的關鍵作用。這種礦物質是腦神經和腦細胞正常運作所必需的，它有助於突觸傳遞訊息和神經肌肉傳導。事實上，能直接刺激大腦發育的營養素不多，鎂就是其中之一。健康的身體有數百種不同的化學反應，而鎂是其中的關鍵。它還是大腦化學反應的主要成分，無論是生產DNA或處理細胞廢物，都發揮重要的功能。

在所有的關鍵營養素中，科學家最早證明鎂有助於治療憂鬱症。後來許多研究也判定，鎂的缺乏與情緒低落有關。早在一九二二年，一組患有躁鬱症的病患被醫

omega-3脂肪酸

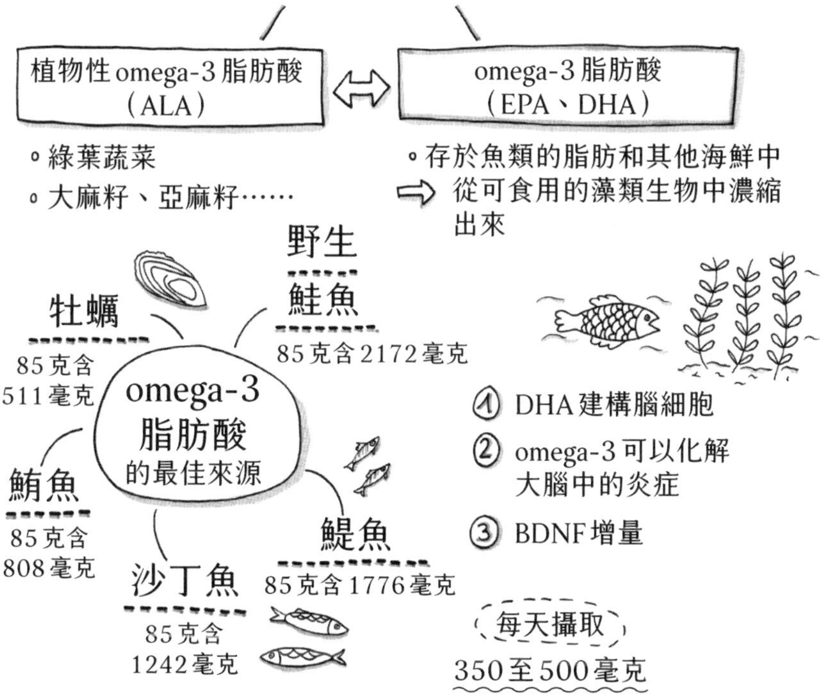

植物性omega-3脂肪酸（ALA）
omega-3脂肪酸（EPA、DHA）
。綠葉蔬菜
。大麻籽、亞麻籽……
。存於魚類的脂肪和其他海鮮中
從可食用的藻類生物中濃縮出來
omega-3脂肪酸的最佳來源
牡蠣 85克含511毫克
野生鮭魚 85克含2172毫克
鮪魚 85克含808毫克
沙丁魚 85克含1242毫克
鯷魚 85克含1776毫克
① DHA建構腦細胞
② omega-3可以化解大腦中的炎症
③ BDNF增量
每天攝取
350至500毫克

圖5

師注射了鎂，幾個小時後，他們變得平靜且舒服多了，甚至有許多人都睡著了。從那之後，相關研究便一再顯示，缺鎂會增加患憂鬱症的風險。

鎂將能量從太陽一路傳導至大腦。它是光合作用的核心礦物質，因此植物性食物非常重要。鎂的主要來源是水果、蔬菜和綠葉蔬菜。我跟患者討論飲食內容時，這是我先想到的礦物質。

記得多吃：綠葉蔬菜、堅果、豆類、種籽、彩虹蔬果。（圖6）

鉀

這種礦物質可以刺激神經系統的神經衝動和訊號。科學家早就知道，鉀能讓細胞膜灌入重要的營養物質並排出廢物，讓體內的細胞數量保持平衡。因此，它的功能就是為大腦提供氧氣，將訊號在神經元間傳遞。

缺鉀的話，就會有心理疲勞及情緒低下的現象。鉀還有助於調節血清素的水平（低水平會造成慢性疼痛）。二〇〇八年的一項研究發現，由植物性食物組成的高鉀

鎂

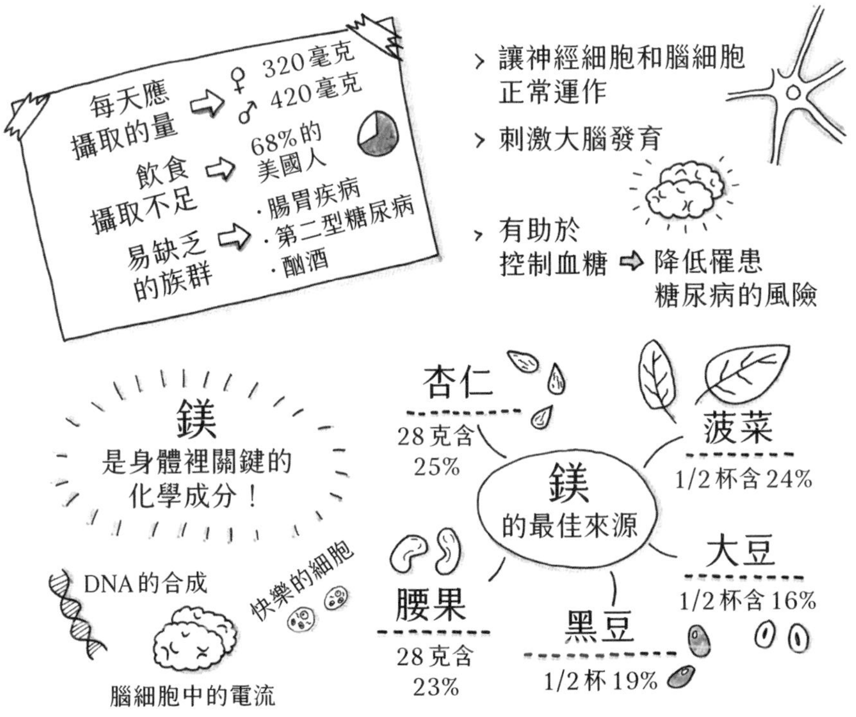
每天應攝取的量 ♀ 320毫克 ♂ 420毫克
飲食攝取不足 68%的美國人
易缺乏的族群 ·腸胃疾病 ·第二型糖尿病 ·酗酒
讓神經細胞和腦細胞正常運作
刺激大腦發育
有助於控制血糖 降低罹患糖尿病的風險
鎂 是身體裡關鍵的化學成分！
DNA的合成
快樂的細胞
腦細胞中的電流
鎂 的最佳來源
杏仁 28克含25%
菠菜 1/2杯含24%
大豆 1/2杯含16%
黑豆 1/2杯19%
腰果 28克含23%

圖6

飲食有助於減緩憂鬱症狀[6]。

記得多吃：彩虹蔬果、綠葉蔬菜。（圖7）

硒

抗氧化劑有助於保護各種細胞，免受破壞性發炎分子「自由基」的傷害。然而，最強大的抗氧化劑不是吃進去的，而是身體製造出來的。因此，身體需要適當的原料，硒就是其中之一。麩胱甘肽是大腦中最好的抗氧化劑，能持續讓腦細胞發揮功用。

這種礦物質對於新陳代謝、DNA合成和大腦訊號傳遞非常關鍵，對於甲狀腺的健康尤其重要，可想而之，硒的缺乏與憂鬱和焦慮有關。

記得多吃：彩虹蔬果、海鮮。（圖8）

鉀

神經衝動和
心跳都仰賴
鉀
大量存在於
細胞內
每天應
攝取的量
4700毫克
飲食
攝取不足
37%的
美國人
吸收
咖啡因有礙於
鉀的吸收
存量
每日至少要200毫克
若沒有從飲食攝取
七天內就會不足
甜菜葉
1杯含37%
瑞士彩虹甜菜
1杯含27%
鉀的
最佳來源
菠菜
1杯含24%
香蕉
1杯含12%
羽衣甘藍
1杯含8%
攝取鉀的唯一方式
就是多吃
植物性食物

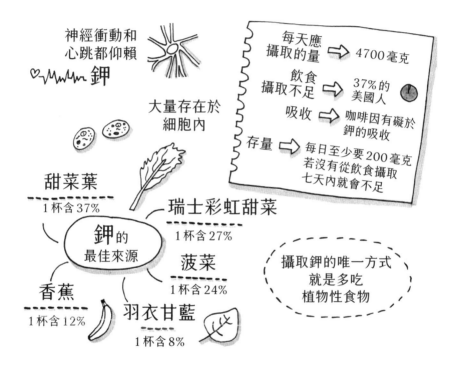

圖7

硒

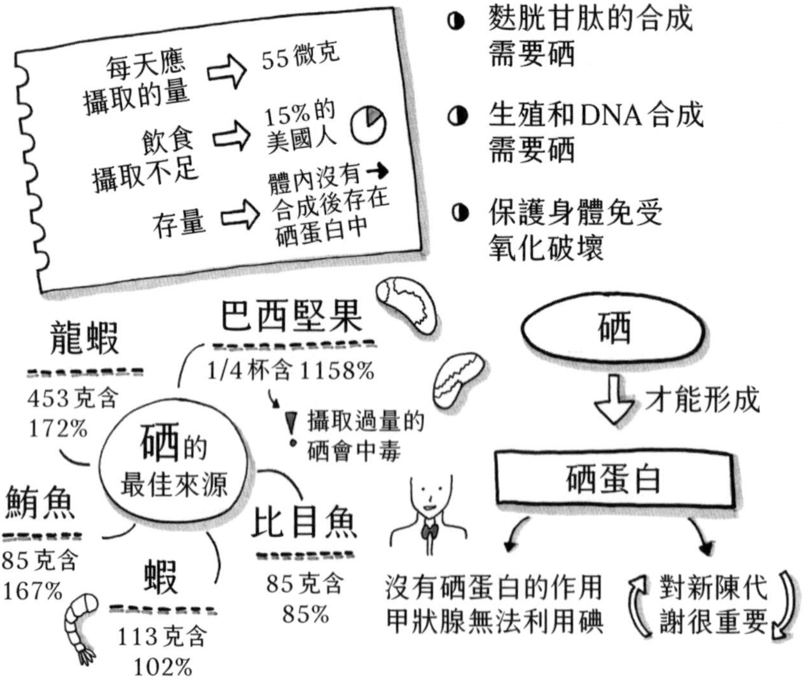

每天應攝取的量
55微克
飲食攝取不足
15%的美國人
存量
體內沒有合成後存在硒蛋白中
麩胱甘肽的合成需要硒
生殖和DNA合成需要硒
保護身體免受氧化破壞
巴西堅果
1/4杯含1158%
攝取過量的硒會中毒
龍蝦
453克含172%
硒的最佳來源
鮪魚
85克含167%
蝦
113克含102%
比目魚
85克含85%
硒
才能形成
硒蛋白
沒有硒蛋白的作用甲狀腺無法利用碘
對新陳代謝很重要

圖8

維生素B1

前面提到，大腦需要的能量很龐大。像身體的其他部分一樣，大腦從葡萄糖中獲取能量。為了將葡萄糖轉化為能量，大腦需要足夠的硫胺素，也就是維生素B1，才能將葡萄糖轉化為能量。

科學家所發現和分離出來第一種維生素，就是B1，缺乏太多的人會得腳氣病，導致心血管系統出問題。最後，一旦大腦無法獲得足夠的能量，神經與精神方面的問題就會出現。

現代人已經很少嚴重缺乏硫胺素而導致腳氣病，但B1攝取不夠的話，就會出現體力差、冷漠、腦霧和易怒等症狀。

記得多吃：海鮮、綠葉蔬菜、彩虹蔬果。（圖9）

維生素A

這種維生素或稱為視黃醇，存在於肉類、蛋和乳製品中。植物中的色素經轉化

維生素B1

（硫胺素）

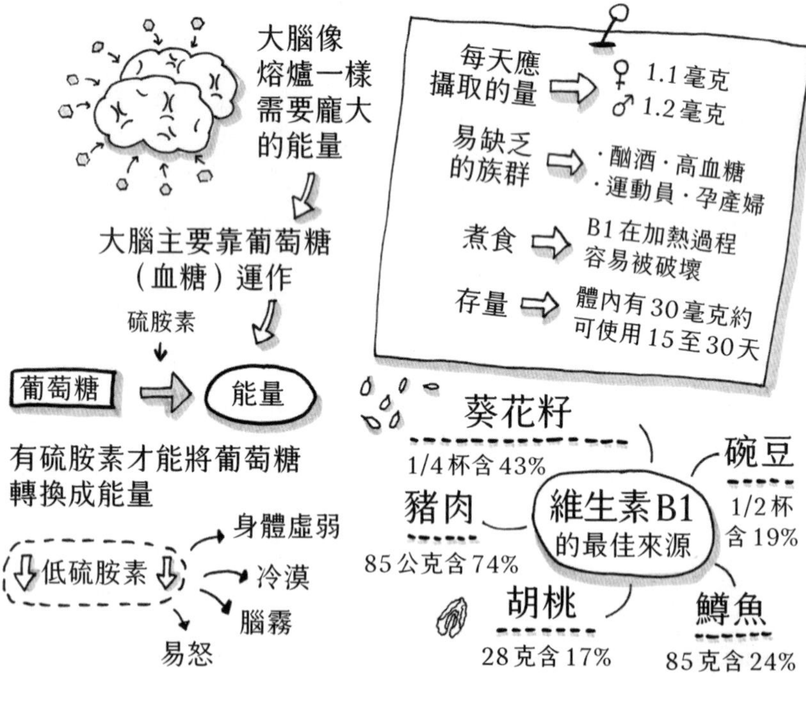
大腦像
熔爐一樣
需要龐大
的能量
大腦主要靠葡萄糖
（血糖）運作
硫胺素
葡萄糖
能量
有硫胺素才能將葡萄糖
轉換成能量
低硫胺素
身體虛弱
冷漠
腦霧
易怒
每天應
攝取的量
♀ 1.1毫克
♂ 1.2毫克
易缺乏
的族群
·酗酒·高血糖
·運動員·孕產婦
煮食
B1在加熱過程
容易被破壞
存量
體內有30毫克約
可使用15至30天
葵花籽
1/4杯含43%
碗豆
1/2杯
含19%
豬肉
85公克含74%
維生素B1
的最佳來源
胡桃
28克含17%
鱒魚
85克含24%

圖9

後，也能變成視黃醇，主要是含有類胡蘿蔔素的橙色和黃色蔬菜。維生素Ａ分子可以作為抗氧化劑，以預防發炎引起的細胞損傷，還有助於調節細胞生長和分裂。維生素Ａ也會促使人體產生ＤＨＡ，後者是一種omega-3脂肪酸，是大腦健康的關鍵成分。現在有幾項研究指出，充分攝取維生素Ａ，罹患失智症、癌症和憂鬱症的風險便可能降低。最新的研究也顯示，維生素Ａ有助於促進神經可塑性，即大腦形成新突觸和適應環境的能力。

記得多吃：彩虹蔬果、肉類、蛋。（圖10）

維生素B6

維生素Ｂ６，也稱為吡哆醇，是維生素Ｂ群這個大家族的另一名成員，主要職責是將食物轉化為能量，對於神經系統的發育與運作也非常關鍵。

維生素Ｂ６非常重要，用以製造血清素和正腎上腺素等神經傳導物質，這兩種物質都會影響情緒。它還有助於產生褪黑激素，用來調節生理時鐘，告訴我們何時

維生素A

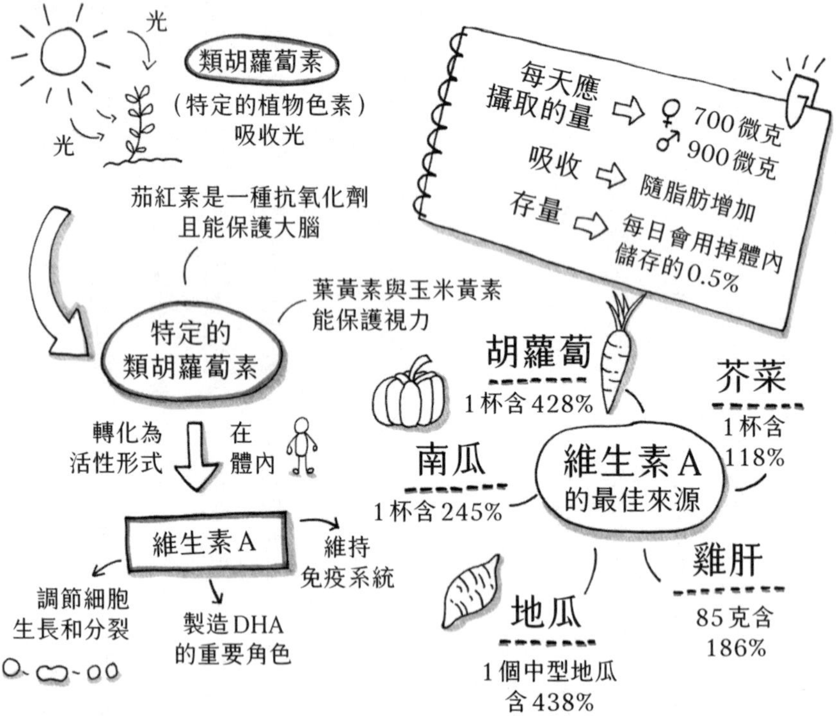

光
光
類胡蘿蔔素
（特定的植物色素）
吸收光
茄紅素是一種抗氧化劑
且能保護大腦
葉黃素與玉米黃素
能保護視力
特定的
類胡蘿蔔素
轉化為
活性形式
在
體內
維生素A
維持
免疫系統
調節細胞
生長和分裂
製造DHA
的重要角色
每天應
攝取的量
♀ 700微克
♂ 900微克
吸收
隨脂肪增加
存量
每日會用掉體內
儲存的0.5%
胡蘿蔔
1杯含428%
芥菜
1杯含
118%
南瓜
1杯含245%
維生素A
的最佳來源
雞肝
85克含
186%
地瓜
1個中型地瓜
含438%

圖10

該睡覺。與其他維生素B群的成員搭配時，還能降低同半胱胺酸的水平（也就是降低炎症水平），以及製造能將氧氣輸送到大腦的紅血球。B6不足時，人們往往難以集中注意力，也會感到緊張、易怒和悲傷。

記得多吃：海鮮、彩虹蔬果、豆類、肉類。（圖11）

維生素B12

像其他的維生素B群一樣，維生素B12（鈷胺素）有助於產生調節情緒和焦慮水平的重要大腦化學物質，包括血清素、正腎上腺素和多巴胺。它還能促成腦細胞的髓鞘形成，我們前面提到，經過突觸的訊號因此能更有效地在大腦中傳遞。像B6一樣，B12也有助於減少同半胱胺酸。大約有百分之十至十五的六十歲以上成年人缺乏這種維生素，不幸的是，這會增加他們罹患憂鬱症的風險。

先前的一項隨機對照試驗顯示，維生素B12補充品有助於治療重度憂鬱症患者的症狀，但人們也可以從飲食中獲得充足的維生素B12，像是雞蛋、乳製品和貝類

維生素B6

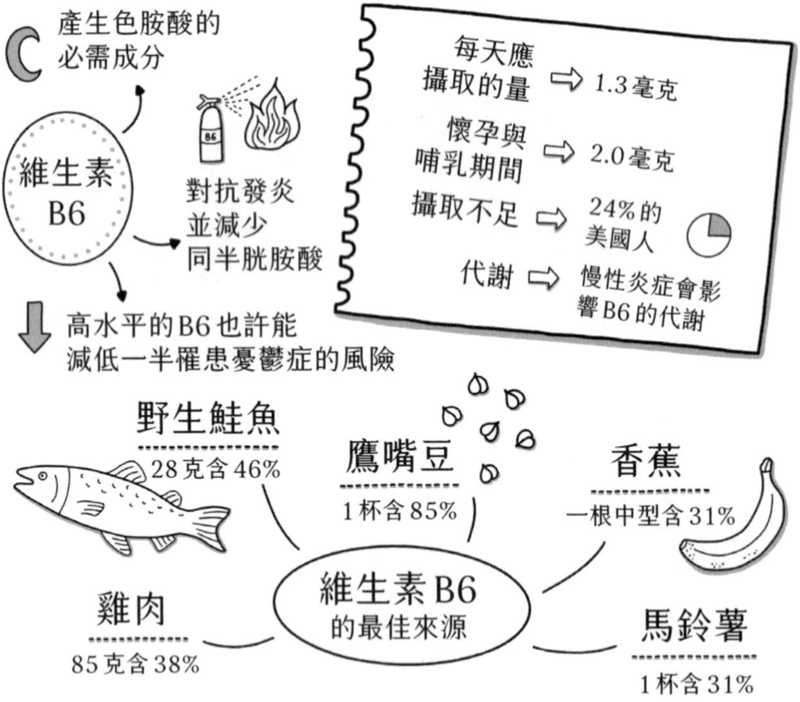

產生色胺酸的
必需成分
B6
維生素
B6
對抗發炎
並減少
同半胱胺酸
高水平的B6也許能
減低一半罹患憂鬱症的風險
每天應
攝取的量
1.3毫克
懷孕與
哺乳期間
2.0毫克
攝取不足
24%的
美國人
代謝
慢性炎症會影
響B6的代謝
野生鮭魚
28克含46%
鷹嘴豆
1杯含85%
香蕉
一根中型含31%
維生素B6
的最佳來源
雞肉
85克含38%
馬鈴薯
1杯含31%

圖11

海鮮（如蛤蜊和淡菜）等。

記得多吃：海鮮（尤其是貝類）、肉類、雞蛋和乳製品。（圖12）

維生素C

維生素C能預防感冒，這種強大的抗氧化劑有助於對抗身體和大腦發炎所造成的損害，它還在許多化學反應中充當輔助因子，並促進細胞健康和神經訊號傳導。它也能幫助身體吸收其他重要的營養素（鐵）。除了調味外，我們在海鮮上擠檸檬還有一個原因：身體因此能從魚、蛤蜊和牡蠣中獲得更多的鐵。

我們早就知道缺乏維生素會導致壞血病，症狀包括牙齦腫脹、流血和傷口癒合不順。從飲食中攝取足夠的維生素C，才不會產生疲勞和憂鬱感。一些研究表明，多多攝取維生素C，就能有效地控制憂鬱症狀，還可以緩解焦慮情緒。

記得多吃：彩虹蔬果、綠葉蔬菜。（圖13）

維生素B12

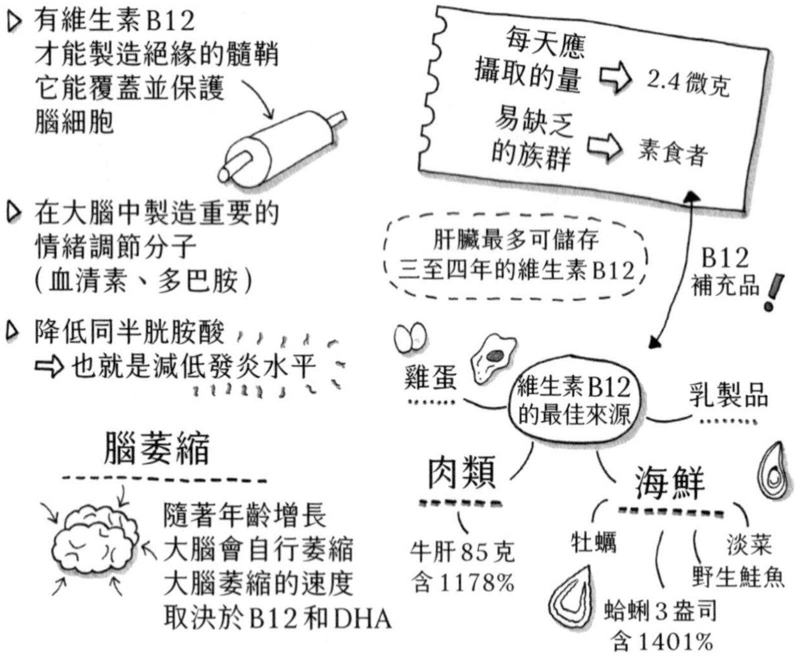
有維生素B12
才能製造絕緣的髓鞘
它能覆蓋並保護
腦細胞
在大腦中製造重要的
情緒調節分子
(血清素、多巴胺)
降低同半胱胺酸
也就是減低發炎水平
腦萎縮
隨著年齡增長
大腦會自行萎縮
大腦萎縮的速度
取決於B12和DHA
每天應
攝取的量
2.4微克
易缺乏
的族群
素食者
肝臟最多可儲存
三至四年的維生素B12
B12
補充品
雞蛋
維生素B12
的最佳來源
乳製品
肉類
海鮮
牛肝85克
含1178%
牡蠣
淡菜
野生鮭魚
蛤蜊3盎司
含1401%

圖12

維生素C

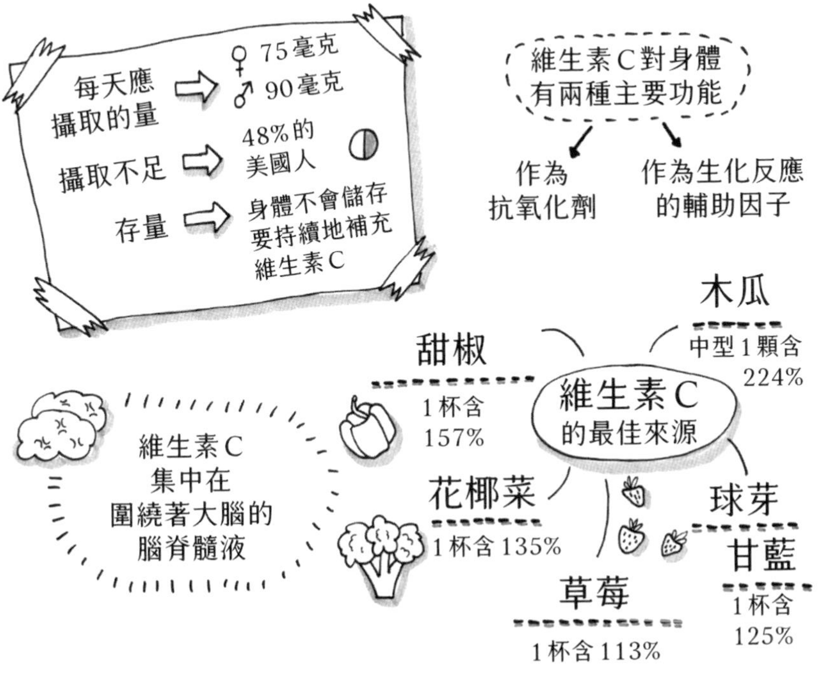
每天應
攝取的量
♀ 75毫克
♂ 90毫克
攝取不足
48%的
美國人
存量
身體不會儲存
要持續地補充
維生素C
維生素C對身體
有兩種主要功能
作為
抗氧化劑
作為生化反應
的輔助因子
維生素C
的最佳來源
木瓜
中型1顆含
224%
甜椒
1杯含
157%
花椰菜
1杯含135%
球芽
甘藍
1杯含
125%
草莓
1杯含113%
維生素C
集中在
圍繞著大腦的
腦脊髓液

圖13

鋅

這種礦物質在細胞生長和免疫功能中扮演關鍵的角色。這種保護性的營養素能支撐身體的防禦系統，以對抗癌症、感染和發炎。它還能促進突觸傳遞和神經可塑性。鋅含量不容易檢測出來，太低的話，便會影響麩胺酸和血清素等神經傳導物質的生成，進而增加罹患憂鬱症和焦慮症的風險。

記得多吃：堅果和種籽。（圖14）

其他關鍵營養素

我和萊辛恩斯醫師在確認上述十二種營養素時，重點是找出最能夠制伏憂鬱症的營養素，不過，它們也有助於預防和控制焦慮症。我之前說過，憂鬱和焦慮往往是相伴而行。多吃營養健康的食物，就能全面促進大腦的健康，進而緩解焦慮以及其他的心理問題。研究明確指出，omega-3和維生素B群在對抗焦慮症狀方面也很重要。

鋅

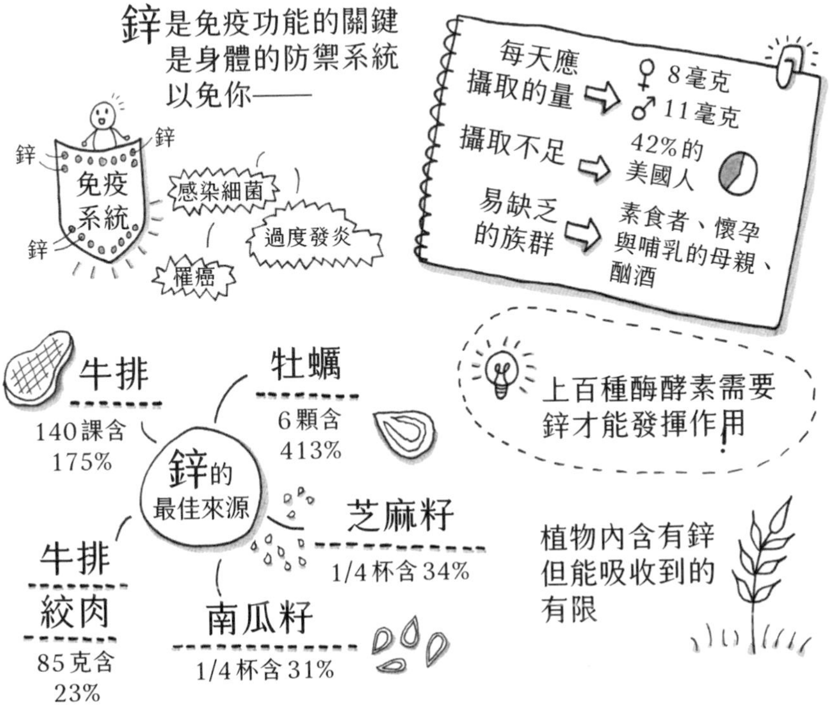
鋅是免疫功能的關鍵
是身體的防禦系統
以免你——
鋅
鋅
免疫
系統
鋅
感染細菌
過度發炎
罹癌
每天應
攝取的量
♀ 8毫克
♂ 11毫克
攝取不足
42%的
美國人
易缺乏
的族群
素食者、懷孕
與哺乳的母親、
酗酒
牛排
140課含
175%
牡蠣
6顆含
413%
上百種酶酵素需要
鋅才能發揮作用！
鋅的
最佳來源
芝麻籽
1/4杯含34%
植物內含有鋅
但能吸收到的
有限
牛排
絞肉
85克含
23%
南瓜籽
1/4杯含31%

圖 14

另一種營養素也與焦慮有關。膽鹼是種特殊分子（維生素B群的成員之一），對脂肪的合成很重要，特別是能使神經迴路絕緣的髓磷脂。膽鹼是大腦的建造者，它會製造卵磷脂，後者是在細胞中最常見的脂肪。膽鹼有助於調節發炎反應，也是神經傳導物質乙醯膽鹼的關鍵成分，對學習力和記憶很重要。

人們常說，焦慮是認知出了問題。攝取足夠的膽鹼才能培養學習力和記憶，使身心回歸正軌。

在霍達蘭健康研究（The Hordaland Health Study）中，專家調查了四千六百三十二名成年人的狀況，他們發現吃雞蛋來攝取膽鹼，比較不會患上焦慮症。（圖15、圖16）

最後是好菌，也就是腸道內的健康細菌。打從你還是嬰兒時，這些好菌就一直在你的腸道中滋生；你所接觸過的一切，吃過的每種東西，都會決定這些物種的狀態。在第四章，我會介紹更多獲取好菌的方法。現在我想讓你知道，這些微生物對於調節情緒、增進認知能力和降低焦慮水平非常重要。本章介紹的各種營養素都是

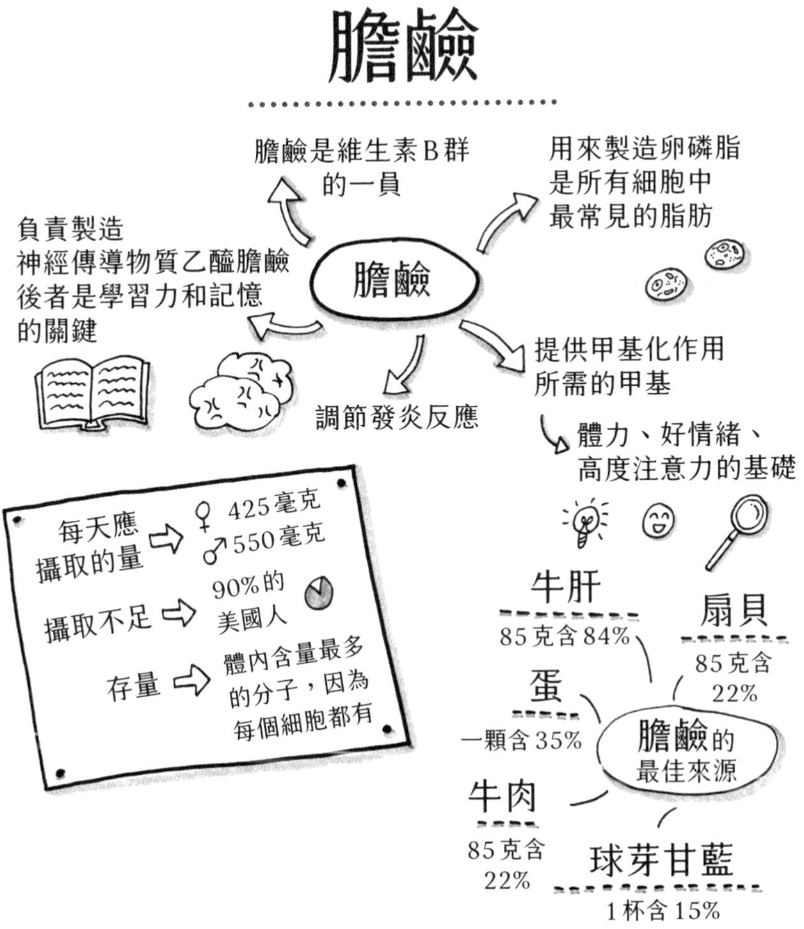
膽鹼
膽鹼是維生素B群的一員
用來製造卵磷脂
是所有細胞中
最常見的脂肪
負責製造
神經傳導物質乙醯膽鹼
後者是學習力和記憶
的關鍵
膽鹼
提供甲基化作用
所需的甲基
調節發炎反應
體力、好情緒、
高度注意力的基礎
每天應
攝取的量
♀ 425毫克
♂ 550毫克
攝取不足
90%的
美國人
存量
體內含量最多
的分子，因為
每個細胞都有
牛肝
85克含84%
扇貝
85克含
22%
蛋
一顆含35%
膽鹼的
最佳來源
牛肉
85克含
22%
球芽甘藍
1杯含15%

圖 15

有益大腦的營養素

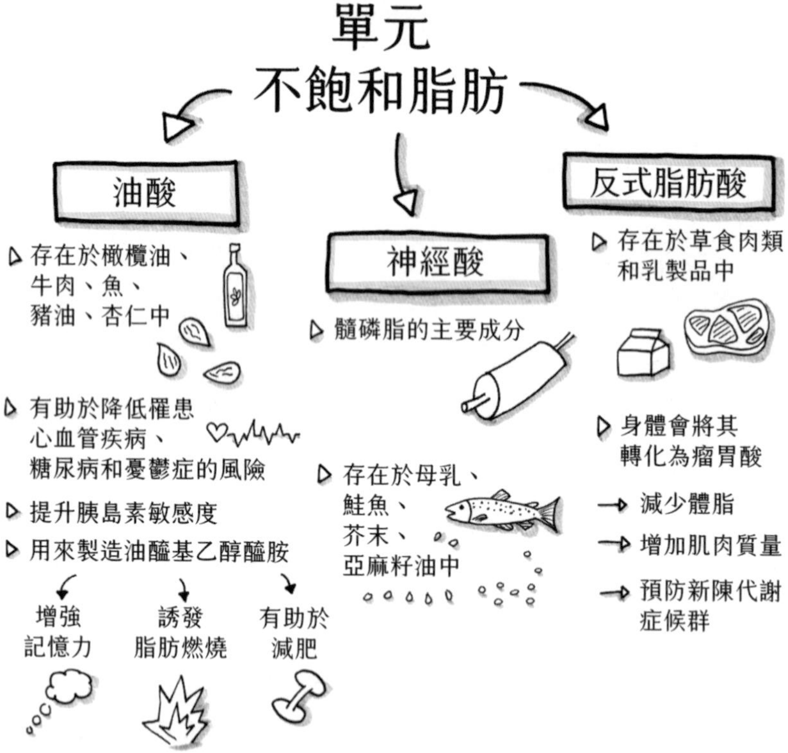
單元
不飽和脂肪
油酸
存在於橄欖油、
牛肉、魚、
豬油、杏仁中
有助於降低罹患
心血管疾病、
糖尿病和憂鬱症的風險
提升胰島素敏感度
用來製造油醯基乙醇醯胺
增強
記憶力
誘發
脂肪燃燒
有助於
減肥
神經酸
髓磷脂的主要成分
存在於母乳、
鮭魚、
芥末、
亞麻籽油中
反式脂肪酸
存在於草食肉類
和乳製品中
身體會將其
轉化為瘤胃酸
減少體脂
增加肌肉質量
預防新陳代謝
症候群

圖 16

制伏憂鬱與焦慮的好隊友。

改變飲食習慣，心情好美麗

透過這本書，我想讓你知道如何為大腦加滿燃料，進而制伏焦慮和憂鬱，但我也明白，每個人都有自己的口味、價值觀和需求。接下來我會介紹各種有益大腦的食物類別，以作為你飲食計畫的參考。無論你是素食主義者或生酮飲食的實踐者，都有方法能克服憂鬱和焦慮。

我也可以把事情變簡單，叫你多攝取鋅、花錢買保健食品，但這麼一來就失去與食物互動的樂趣了。我也不打算糾正你的飲食習慣，只是希望你做些調整就好；小小的一步，就能有效趕走那些憂慮的思緒。明白這些營養素的功能，你就能了解它們對大腦健康的益處，進而調節情緒、化解焦慮。

雖然大腦不是肌肉，但從生物結構來看，只要獲得正確的養分，它就會茁壯成長。在接下來的章節中，我會告訴大家，不管你現在幾歲，都可以用食物來抑制發炎反應，進而建構強大而健康的大腦，並預防或制伏憂鬱和焦慮。

重點提示

- 大腦是人體中最複雜的器官，包含數百億個神經元，以及其他重要的細胞。
- 大腦消耗了每天攝取總熱量的百分之二十。透過食物，身體才能得到能量和養分去製造和維持大腦的各種成分。
- 食品產業鏈改變了人類滋養身體的方式。我們很少從天然食物中獲取重要的營養素來建立大腦健康的基石，反而吃進太多化學物質和防腐劑。
- 多年來，許多流行病學專家都觀察到食物與心理健康的關係。但直到最近，才有研究單位開啟飲食介入的隨機對照臨床試驗。
- 研究結果非常明確：食物能改善心理健康，有助於預防和緩解憂鬱和焦慮等症狀。

- 這些研究啟發了我和萊辛恩斯醫師。我們建立了抗憂鬱食物評量表，並應用在患者身上。
- 研究表明，透過各種方式來攝取充分的營養素，就能維持大腦的運作和成長。

第三章

大腦就像一畝田，需要透過飲食來耕種與施肥

頭腦不會生下來之後就永遠不變

過去幾十年來，精神醫學和神經科學的專家更加了解憂鬱和焦慮的生物學基礎。透過大規模的遺傳學研究「全基因組關聯分析」（Genome-Wide Association Studies），科學家發現，許多心理疾病的患者有相似的遺傳特徵。我們現在了解到，某些基因變異跟一些神經傳導物質或受體有關，會增加人們患上憂鬱症或焦慮症的可能性。從生理的角度來了解心理健康，精神科醫師就能選擇更具體、目標更明確的治療方式，去幫助患者緩解憂鬱和焦慮症狀。

這些研究讓患者了解到，憂鬱和焦慮不是因為自己個性偏差或適應力不好，也

不是環境出了問題，部分是出於生物上的因素。有些患者因此更加絕望，認為擺脫不了病症了。

還記得彼得嗎？他第一次來找我時已搬回父母家，也找不到工作。我們第一次見面時，他表示「好像一直被困在原地」。這段話令我印象深刻，一方面是指他搬回了童年時住的房間，也可以用來描述憂鬱的感受。

他說：「有時我覺得，不論我做什麼事，都會有這樣的感覺。」

彼得十幾歲時被診斷出有憂鬱症，也服藥很多年，但後來就無效了。可想而知，他非常沮喪。況且，他不是家裡唯一一個與憂鬱症打交道的人。他也會擔心，由於家族病史和基因遺傳，他的大腦已經壞了，所以只能在悲傷和無力的人生中苦苦掙扎。

在我的病患中，不光是彼得有這種感覺。許多在憂鬱和焦慮中掙扎的人都覺得，從基因來看，人生一開始就拿到一副爛牌。長久以來，大家一直以生物決定論的角度來談論DNA。大約二十年前，我剛從醫學院畢業，那時人們都相信，基因決定了人的智力和行為；基因組負責身體的生長、茁壯和其他功能。你出生時得到某種基因組合，那一輩子所擁有的身體資源就確定了。

我們對大腦的看法也一樣。過去人們認為，成年後大腦就發育成熟。基因決定了它的生長方式，在你有生之年，它都會維持在成熟後的狀態，除非受到侮辱或傷害。由此可知，像彼得這樣的患者被診斷有心理疾病後，會感到「被困住了」。畢竟，憂鬱或焦慮就是因為大腦故障了、基因藍圖有缺陷，那做什麼都於事無補。

事實證明，我們錯得離譜。科學家進行了一、二十年的基因研究後，總算認知到，大腦在人的一生中還有機會改變。基因決定了大腦的運作程度，但大腦不是在真空下運作的。在新興的表觀遺傳學研究中，科學家發現，個人所選擇的環境和生活方式，可以改變基因在不同時空下的表現方式，這也證明了，生物決定論並非一塊鐵板。

讓我們用深入淺出的方式來描述表觀遺傳學。人出生時就有自己的基因組，那是由父母傳來的DNA所組成。基因難免會發生突變或重組，讓你容易感到憂鬱或焦慮。但就跟電腦一樣，硬體需要軟體來告訴它該怎麼做；表觀基因組就是那個軟體，它會受環境影響而調整基因表現。人生經歷以及生活方式，像是飲食、運動、社交等等，都時時記在DNA上，基因組因此會增加、減少甚至是停止生產某些蛋白質，以因應人與環境的互動。當然，這過程很複雜，但至少讓我們了解到，即使家族有心理問題的病史，也是能扭轉的命運的。表觀基因組讓我們知道，人生是可以改變的，至少從飲食方面著手，就能檢視並調整大腦硬體的運作方式。

這個新興領域還有一個偉大的成就，科學家讓我們知道，大腦可以重組神經路徑，也就是神經可塑性。無論我們幾歲，大腦都有成長和適應環境的能力。每個人都有能力做出改變，不會永遠被困在原地。只要根據這些原理，我們就能調整飲食，改變基因的表現方式，讓身體和大腦更有能力制伏憂鬱和焦慮。（圖17）

越大越好的器官

上一章討論到，有幾項研究表明，飲食質量與心理健康狀況有密切的關係。以

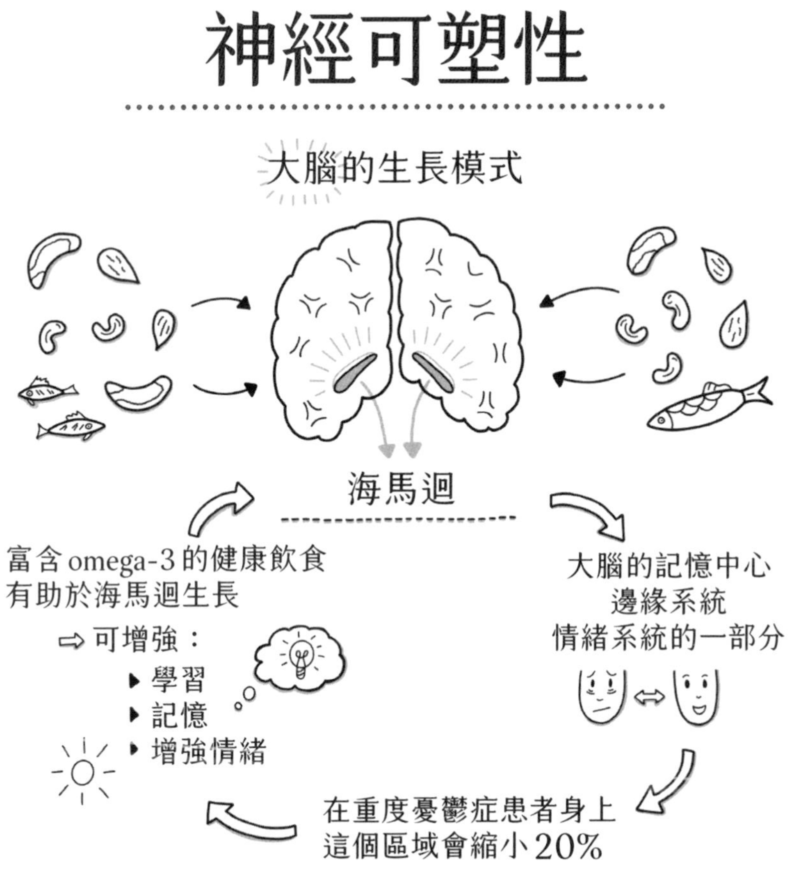
神經可塑性
大腦的生長模式
海馬迴
富含omega-3的健康飲食
有助於海馬迴生長
⇨可增強：
▸學習
▸記憶
▸增強情緒
大腦的記憶中心
邊緣系統
情緒系統的一部分
在重度憂鬱症患者身上
這個區域會縮小20%

圖 17

地中海式飲食為主的人，更有機會減低憂鬱或焦慮的心情。就算是心理疾病確診的患者，只要遵循全天然食物的飲食模式，就能有效控制自己的症狀。那麼問題來了，飲食會如何影響大腦、進而轉化情緒呢？

負責「微笑」試驗的研究人員傑卡決定，她要仔細觀察海馬迴，看看是否能找到線索。

「海馬迴是學習和記憶的中心，這個區域也與心理健康有關，」傑卡說：「我們不確定完整的因果關係，但神經影像學研究顯示，憂鬱症患者的海馬迴較小，經過治療康復後，海馬迴就會增長。」

這個小小的、海馬狀的區域，我們都說它是大腦的記憶中心。它也是邊緣系統和情緒系統的一部分，因此也會受到焦慮等各種情緒的影響。這個關鍵區域對學習和記憶至關重要，研究發現，在重度憂鬱症的患者身上，它最多會縮小到百分之二十。這個變化非常值得注意，也許可以用來解釋飲食和憂鬱症的關係。

加州大學洛杉磯分校的神經科學家費南多・戈梅茲—皮尼利亞（Fernando

Gomez-Pinilla）在實驗中發現，成人的大腦還是有機會長出新的腦細胞。傑卡受到這項實驗的啟發，進而研究飲食和海馬迴大小的關係。

「在這項開創性的實驗中，戈梅茲－皮尼利亞教授經由動物實驗證明，海馬迴中的神經元還能增加，」她說：「他們發現，新細胞的生長及海馬迴的收縮大多取決於神經營養因子，即促進神經元生長的蛋白質。顯然，藉由調整飲食，就能促進這些蛋白質的生長，進而讓大腦更茁壯。」

加州的研究人員餵老鼠吃富含營養的食物，包括對大腦有好處的omega-3。他們發現老鼠的海馬迴有增長，認知和情緒也有所改善。這些證據顯示，飲食、神經營養因子和海馬迴的大小的確有關。於是，傑卡和同事們決定，要直接觀察人類的飲食方式與海馬迴大小的關係。

他們請二百五十五名六十至六十四歲的受試者填寫問卷，以評估其飲食習慣，然後掃描每個人的腦部，並於四年後再次檢查，以觀察飲食對海馬迴的影響。他們發現，大部分吃得健康的人海馬迴較大，飲食充滿加工品和精緻澱粉的人則相反。

傑卡說，他們對此結果不感到意外。

「不少動物研究都顯示出這個跡象。飲食與海馬迴的大小有非常明確的關係。這點我並不感到意外，飲食質量都好的人，其海馬迴都明顯增大。這不是微不足道的現象，而是我們過去所忽略的相關因素。」

這項研究再次表明飲食模式和心理健康的關聯。從那之後，另外兩項大型研究也印證了傑卡的研究結果。飲食的質量果然很重要。海馬迴大就是強，內有更多連結緊密的細胞，在它們頻繁的接觸和交流下，學習力、記憶力都增強，情緒也更為穩定。海馬迴大就代表健康，裡面充滿大腦化學物質和分子，所以它更能與大腦的其他部分協力運作。

飲食和情緒關聯的試驗相當多，我們因此得知，飲食在預防和治療心理疾病方面非常重要。此後，心理健康的專業人無法再忽視，而傑卡也同意這一點。

「果然，不當的飲食會對大腦及其功能產生負面影響，」她說：「我們從動物實驗、人體觀察和神經影像學研究中看到愈來愈多成果。從這三者的連結再加上我們對生物學的了解，透過飲食這個領域，我們就能讓大腦更健康、功能更完整。」

大腦充滿活力又肩負許多功能，要聯繫全身各個部位。只要獲得所需的養分，它就能進入到成長模式，並開啟神經可塑性。在建立強大的新突觸連結後，人體就更能適應周遭的世界。這種成長模式具有保護功能，能產生防禦性分子，以免大腦在情緒障礙中慢慢萎縮。

每一天把堅果，就能增加BDNF

在心理健康方面最重要的大腦化學物質是什麼？特別是針對憂鬱或焦慮情緒。沒意外的話，大家都會說是血清素。科學家已經判定，這個重要的神經傳導物質一失衡，憂鬱和焦慮就可能上身。而最常見的抗憂鬱藥物選擇性血清素再回收抑制劑，其功用便是增加漂浮在突觸周圍的血清素。近三、四多年來，在焦慮等情緒障礙的治療上，血清素受到最多關注。如今在新的研究中，科學家發現另一種大腦化學物質的重要性，也就是腦源性神經營養因子（Brain-Derived Neurotrophic Factor，簡稱ＢＤＮＦ）。

ＢＤＮＦ或稱神經滋養素。傑卡提到，這種特殊的蛋白質能促進大腦發育，它會在中樞神經系統中廣泛傳遞，並支持腦細胞的生長和存活。有人說ＢＤＮＦ就像美樂棵（Miracle-Gro，植物用肥料），在人類的發育過程中，促成新腦細胞和突觸的誕生。這個形容很貼切。此外，在我們成年後，ＢＤＮＦ也負責維持大腦的健康、完整和適應力，為它提供補給品，以建立新的突觸連結。在實驗室裡，研究人員只要在腦細胞樣本上撒一點ＢＤＮＦ，就會發現這些細胞向外延伸，與相鄰的細胞連接起來。

然而，ＢＤＮＦ不只是肥料，也是一種保護分子。我們所吃進去的反式脂肪，以及面對壓力時所產生的荷爾蒙，都會讓大腦暴露在毒素中。此時，腦細胞必須更加努力地運作，才能形成健康大腦所需的突觸連結。為了人類生存，大腦需要各種額外的資源，而ＢＤＮＦ能幫上忙，讓腦細胞在面對威脅時有更強的適應力，以應對周遭世界的狀況。

至此我們便能明白，足量的ＢＤＮＦ對大腦的健康和完善至關重要；腦細胞因此也更加強壯、靈活並相互連接。

反之，ＢＤＮＦ太少的話，大腦的運作會受到影響。許多研究顯示，重度憂鬱症和焦慮症的患者ＢＤＮＦ比健康人少；ＢＤＮＦ的基因表現在這些情況下調降，於是這種大腦的肥料就變少了。研究還顯示，ＢＤＮＦ基因有一個特定變體，稱為單核酸多態性（Val66Met polymorphism），生活壓力太大和童年不幸的人身上，就會出現這種變異。[1]在最嚴重的情況下，ＢＤＮＦ的水龍頭會少到剩幾滴水，進而導致憂鬱或焦慮症狀出現。

談到生物分子和基因變異的問題，讀者會想到，我們又回到生物決定論了。再次強調，基因不是命運，不管單核酸多態性如何作用，你還是可以讓身體產生更多的ＢＤＮＦ。多吃有營養的食物，比如堅果和綠葉蔬菜，大腦在面對壓力時就會更有韌性。飲食選擇的確是關鍵。

透過許多動物實驗，專家得出的結論是，正確的飲食可以增加ＢＤＮＦ等各種關鍵的神經營養因子。西班牙卡納里亞大學（University of Las Palmas de Gran Canaria，簡稱ULPGC）的研究人員在人類身上也證明了這點。

這樣項開創性的實驗名稱為「瓦納拉大學的地中海飲食研究」（PREDIMED-NAVARRA）。研究人員想知道，若將某些食物加到日常飲食中，是否可以增加BDNF。許多研究已證實，地中海飲食能改善憂鬱症狀，接下來研究人員想知道，這些食物是否可以增加BDNF、實現神經可塑性並化解憂鬱心情。

為了驗證這個想法，研究人員仔細研究了二百四十三名五十五至八十歲的患者，他們都參與過一項大型的飲食介入試驗，以降低心血管疾病的風險。在那個大型試驗中，參與者被隨機分配成三組：低脂飲食組、地中海飲食A（初榨橄欖油）組、地中海飲食B（每天攝取二十八克的堅果，有核桃、杏仁、榛果）。

參與者的飲食規則依照其所分配到的組別，試驗為期四年，每三個月要與營養師約晤談一次。第三年結束時，研究人員測量了參與者BDNF的濃度，與第一年比較起來，他們發現地中海飲食AB組的患者，其BDNF的濃度比低脂飲食組高。更令人驚訝的是，每天多吃一把堅果的B組參與者，其BDNF濃度比A組高。從試驗開始時就患有憂鬱症的參與者，其BDNF濃度更高，憂鬱症狀也緩和許多。事實證明，只要在飲食習慣中增加一種食物（在此案例中為堅果），就可以帶來巨大的變化。

只添加二十八克的堅果就有這種效果，真令人感到不可思議。身體要有足夠的養分與脈動，才能產生足夠的BDNF，讓大腦達到最佳狀態。攝取足夠的關鍵胺基酸（蛋白質的元件）、維生素和礦物質，才能提高BDNF的濃度。以上這些成分都可以在堅果中取得。

現今的研究還顯示，在飲食中攝取來自野生海鮮的omega-3、紅葡萄中的白藜蘆醇、南瓜籽和牡蠣中的鋅以及莓果中的花青素，都有助身體製造BDNF，進而制伏憂鬱和焦慮。這些食物不僅會增加神經營養因子，還具有保護作用。每天多吃一把堅果，腦細胞就會在重要的迴路中緊密聯繫；受到促炎分子攻擊時，堅果還有助於保護你的腦細胞。（圖18）

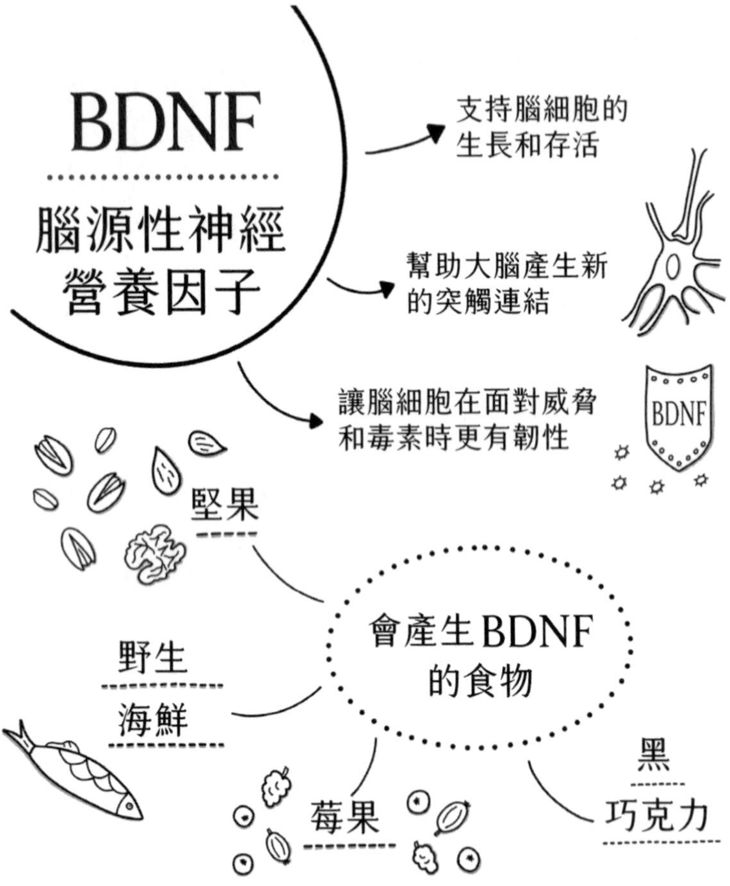
BDNF
腦源性神經
營養因子
支持腦細胞的
生長和存活
幫助大腦產生新
的突觸連結
讓腦細胞在面對威脅
和毒素時更有韌性
BDNF
堅果
野生
海鮮
會產生BDNF
的食物
莓果
黑
巧克力

圖 18

發炎反應也會引發憂鬱和焦慮心情

「發炎」是現今醫學界的流行語。這種自然的免疫反應本來是好事。身體受傷或生病時，免疫系統會釋放各種的蛋白質和激素，白血球、介白素－6、C反應蛋白（C-Reactive Protein，簡稱CRP）來一起對抗侵略者，清除受損細胞，幫助身體痊癒。手臂輕微擦傷時，身體就會有發炎反應了。免疫系統啟動了防禦性的發炎，所以傷口周圍會有紅腫的症狀。

然而，發炎太久的話就不好，反而會影響到健康的細胞。不知為何，免疫系統收到了錯誤訊息，除了攻擊受損細胞，連附近的正常細胞也被波及。有些人的體質具有遺傳易感性（Genetic Susceptibility），只要有慢性發炎，就會造成自體免疫疾病，如氣喘、乾癬、潰瘍性結腸炎和類風濕性關節炎。漸漸地，身體的健康組織也會受到免疫分子攻擊，並造成有害的影響。

大腦跟身體其他部位一樣，也會受到炎症的影響，有幾種類型的免疫細胞有助於大腦維持在最佳狀態。首先是星形膠質細胞，這種神經膠質細胞是大腦中的支援和清理小組。身體受到感染、外傷而導致神經元受損時，這些細胞會衝到現場，清除受損的細胞。

另一種神經膠質細胞為小膠質細胞，是大腦最主要的免疫細胞，負責探查包括神經元在內的其他細胞是否有問題。這些獨特的細胞迴圈會接觸到路徑中的神經元，就好像打個招呼。訪查過程正常的話，小膠質細胞就會繼續前進，但如果遇到有狀況的細胞，它們就會展開行動，要麼吞噬突觸連結，要麼吃掉受損細胞，並將其他垃圾一併帶走。由此可知，小膠質細胞和星形膠質細胞對免疫功能和大腦維持最佳狀態至關重要。

多倫多大學地精神藥理學家羅傑・麥金泰爾（Roger McIntyre）研究了炎症對大腦功能的影響。他說，炎症系統其實是好人，可讓身體和大腦維持在最佳狀態。

「炎症系統很重要，」他說：「我們過去認為，小膠質細胞的功用很簡單，只是為了支撐神經元。但現在我們了解到，它們肩負重要的免疫功能，包括修剪大腦中的連結和移除壞細胞。這種清除過程對於大腦的正常發育是必要的，由此可見炎症系統的重要性。」

但諸如慢性壓力、環境毒素或荷爾蒙失調等因素，都會導致抗炎分子減少、促炎因子增加；腦中的促炎化學物質太多的話，麻煩就來了。

「失衡的狀況發生時，大量的促炎分子會湧入大腦，危及關鍵的細胞及神經迴路，」麥金泰爾解釋道：「炎症會影響神經迴路、造成細胞的損失，進而影響身體的感受。炎症系統一失控，就會危及大腦，包括特定區域的神經迴路和神經網絡活動。這些區域跟衝動、恐懼和情緒有關。」

麥金泰爾提到的區域也包括海馬迴。讀者都猜到了，這樣的危險情況與憂鬱症和焦慮症有密切關聯。

醫師長期以來觀察到，感染和憂鬱症狀有奇怪的相關性。想一想，流行性感冒的病人和憂鬱症患者有很多共同之處：情緒低落、易怒，並對平常喜歡的事物興趣缺缺，也很容易出現過度焦慮。精神科醫師在尋找心理疾病的原因時，忍不住要去探索這些有趣的交集處；既然炎症對身體的影響如此之大，那它也會造成大腦的問題嗎？

今日，由於數十項開創性研究，我們現在了解到，慢性炎症確實與憂鬱症和焦慮症有關。實際上，現在許多研究表明，大約三分之一的憂鬱症患者體內的炎症標記濃度會很高，如C反應蛋白或介白素-6。大腦中的發炎反應若長期沒消失，後果會很嚴重。英國埃默里大學（Emory University）的研究人員用儀器掃描憂鬱症患者的大腦，發現C反應蛋白的濃度很高，某些關鍵迴路的連結也減少了，特別是發出獎賞與負責行動的區域。這就像手臂上傷口周圍的腫脹，只是發生在大腦中；它明顯減慢了各區域相互協調和交流的能力，導致常見的憂鬱症狀[2]。

麥金泰爾說，從演化的角度來看，此機制很有意義。

幾千年前，人類在草原上以狩獵採集維生，而促炎分子以及發炎症狀是一種生存優勢。

「那時，人們常有外傷，還得面臨感染的威脅，所以改變大腦系統的狀態很合理，」他說：「在這種狀態下，人非常脆弱，減少活動力，增加恐懼或焦慮感。我們就會待在隱蔽處休息、儲存能量，等待健康恢復。」

目前為止，大多數研究都著重於炎症和憂鬱的關係，但有相當多的成果表明，促炎分子也會改變大腦恐懼中心的迴路，所以慢性炎症也與焦慮有關。

「焦慮就是對某事物的恐懼，無論是對蜘蛛還是社會評斷。」麥金泰爾說。

從演化的角度來想，人在受傷或生病後發炎，進而引發高度的恐懼感，是為了保存能量、保持警戒，以免在貧弱的狀態下被掠奪者襲擊。不過，現代世界的環境截然不同，因此，身體所產生的額外焦慮反應，對日常生活有害無益。麥金泰爾說，恐懼會促炎，若你長期抱持不切實際的煩惱，那這些念頭只會更加持久而強大。因此，我們一定要找到確實的方法來平息這個強大的免疫反應。

治療憂鬱症也治療炎症

多年來，一些人認為炎症只是憂鬱和焦慮的副作用，而不是原因。但麥金泰爾表示，那些心情會使身體釋放更多促炎分子，導致惡性循環。我們其實找得到正確的方法來平衡免疫反應。一項新的整合分析顯示，炎症和情緒障礙一起治療，抗憂鬱藥物的效果會更好。

丹麥奧胡斯大學（Aarhus University）的研究人員從現有的臨床試驗文獻中發現，患者在服用抗憂鬱藥時，還會搭配非類固醇消炎止痛藥（Nonsteroidal Anti-Inflammatory Drug，簡稱NSAID）或他汀類藥物（Statin），這些藥物通常用於治療關節炎或高膽固醇等疾病。由此可知，憂鬱症患者常有其他健康問題，值得注意的是，這些問題也因高濃度的促炎分子而惡化。

奧胡斯的研究人員繼續深入探究。他們發現，許多臨床試驗的重點本來放在其他健康問題上。有趣的是，添加抗炎藥物後，不僅能顯著改善患者的情緒，也連帶治療了憂鬱症。減少發炎反應有助於改善各類健康問題，還有助於緩解憂鬱症。

另一個現況也足以證明此推論。百憂解（氟西汀）是最常見的SSRI抗憂鬱藥物，也可以抑制患者的發炎反應。它的主要作用是阻斷神經元吸收血清素，使更多的血清素留在突觸中，並調節突觸傳遞。但這種藥也會讓促炎分子停止活動並離開大腦。動物試驗已顯示，百憂解可以改善動物的感受和情緒，還可以降低體內促炎細胞的濃度。

不過，每個人在服用抗憂鬱和抗焦慮藥時，也不一定要再加入非類固醇消炎止痛藥（NSAID）。百憂解也不一定對每個人都有效。每個人的心理健康狀況都不同，但至少我們更加清楚，焦慮和憂鬱也是一種發炎反應。找到確實的方法來抑制免疫系統釋放促炎分子，就能為患者提供最佳的療效。然而，有個大問題依然存在：腦部的炎症從何而來？

乳糜瀉的啟發

可惜的是，在找出發炎的確切原因並不容易。經由數十項研究，我們已得知幾個罪魁禍首：慢性壓力、抽菸、生病、睡眠不足、環境毒素、缺乏運動、社交孤立和肥胖。好巧不巧，這些也都是引發焦慮等情緒障礙的危險因素。此外，在炎症起因的各種研究中，還有一個肇事者不斷出現：不良的飲食習慣。

典型的現代人飲食模式：新鮮蔬果吃太少，加工肉品、精製碳水化合物及反式脂肪的攝取太多，這些都與較高濃度的炎症標記有關聯。以原型食物、地中海飲食為主的人，炎症標記的濃度較低。

飲食和炎症密切相關。透過天然飲食，我們才能多攝取植物性化合物，促進神經營養因子和其他抗炎化學物質的產生。它們可以保護身體，免受自由基與慢性發炎的侵害。因此，多吃抗氧化的彩虹蔬果，健康的細胞就能有充分的保護力，免受慢性發炎的傷害。

另一個矛頭就是速食和微波食品。由精製碳水化合物和反式脂肪製成的加工食品會破壞免疫力。科學家一再證明，海鮮和綠葉蔬菜所包含的omega-3，可以減少發炎反應。多多攝取抗氧化的植物性化合物，體內和大腦中的促炎分子會變少，面對生活壓力時，促炎反應也較小。

炎症和心理健康有密切的關聯，另一個令人信服的證據就是乳糜瀉；這是一種自體免疫疾病，會對麩質有強烈的炎症反應。麩質是一種蛋白質，存在於小麥、大麥和黑麥等穀物中。患有乳糜瀉的人一食用麩質，免疫系統便會攻擊小腸內壁，常見的症狀有腹瀉、腹脹和疲勞，甚至出現憂鬱和焦慮症狀。事實上，這些患者的心理疾病發生率較高。

為了要了解乳糜瀉與心理健康的關聯，羅馬聖心天主教大學的研究人員找來三十五名乳糜瀉患者以及五十九名健康人士當對照組，進行了為期一年的追蹤調查。他們都要遵循無麩質飲食，很簡單，就不能吃小麥和其他含麩質的食物。

研究開始時，每個人都接受了憂鬱和焦慮的標準檢查，不出所料，患有乳糜瀉的人憂鬱和焦慮的程度較高。一年後，參與者回來時，研究人員發現乳糜瀉組的焦慮（不包括憂鬱）症狀下降了百分之五十，真是令人嘖嘖稱奇。美國的焦慮盛行率約為百分之二十。透過簡單的飲食介入（移除麩質），就能夠減輕甚至消除普遍群體的焦慮[3]。

這項研究顯示出炎症對心理健康的影響。別擔心，你不用急著放棄麵包！但我們只是要強調，乳糜瀉的患者有麩質不耐症，很容易有發炎反應。因此，他們必須控制發炎反應，才能有效預防和控制焦慮問題。

證據一再顯示。食物會影響免疫系統的運作模式。避免發炎，大腦和心理都會受益，尤其是患有乳糜瀉這樣的自體免疫疾病。

兩大抗炎營養素：鎂和omega-3

吃錯了會導致身體發炎，但吃對了就可以有效緩解。在我們的抗憂鬱食物評量表上，有兩個營養素可以減少炎症，進而化解憂鬱症狀。第一個是omega-3，從海鮮中攝取這些必需脂肪酸，有助於對抗炎症。多項研究顯示，它們能有效減輕憂鬱症狀[4]，且副作用不大。每週三至四次以海鮮代替雞肉或牛排，就更有機會制伏憂鬱和焦慮。

另一種值得一提的營養素是鎂。在前面所提到「霍達蘭健康研究」中，流行病學家觀察了西挪威的老年族群，他們發現，低水平的鎂與炎症標記濃度升高有關，與憂鬱症的發病率升高也有關。在飲食中添加富含鎂的食物，如酪梨、黑巧克力和南瓜籽，也有助於對抗憂鬱症。細胞的分子研究也顯示出，高水平的鎂能增強突觸連結、改善睡眠和促炎細胞因子的濃度，進而緩解情緒和焦慮症狀。

這些營養素有助於抑制大腦恐懼和情緒中心的發炎，令人少一點擔憂。

若你正在跟憂鬱和焦慮抗爭，像彼得他們一樣，感覺被「困住原地」。加油！你只是一時動彈不得，但不會永遠如此。大腦是有動能的器官，隨時都在改變，而你有能力改變它。從科學證據我們已得出清晰的健康圖像：飲食很重要，對於預防、控制憂鬱症和焦慮症都非常重要。你能夠在這方面做出積極的改變，把食物當成處方，讓大腦進入生長模式，並保持在更健康、更平衡的狀態。

雖然工作上的壓力總是難以避免，也不一定每天都有充足的睡眠，但在飲食中添加有益大腦發育的營養素並不難。這麼多研究一致顯示，多吃原型食物、留意食物的營養價值，便可以增加BDNF並減少危險的促炎分子。現在正是最佳時機，一起來思考如何將更多有益大腦的食物加到飲食中。（圖19）

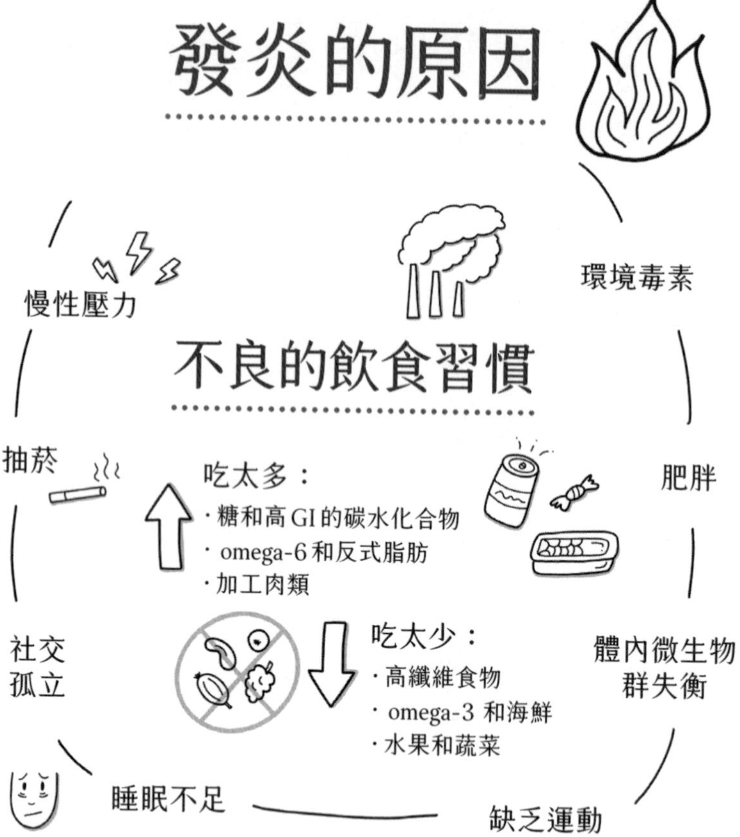
發炎的原因
環境毒素
慢性壓力
不良的飲食習慣
抽菸
吃太多：
·糖和高 GI 的碳水化合物
· omega-6 和反式脂肪
·加工肉類
肥胖
社交
孤立
吃太少：
·高纖維食物
· omega-3 和海鮮
·水果和蔬菜
體內微生物
群失衡
睡眠不足
缺乏運動

圖 19

重點提示

- 長久以來，我們把人的遺傳特徵視為宿命，然而我們現在明白，在生命週期中，大腦還有改變的空間。
- 根據新興的表觀遺傳學研究，人類所決定的環境和生活方式，可以改變基因在何處、何時以及如何表現。比如食物選擇，確實會影響我們大腦運作。
- 研究表明，地中海飲食富含有益大腦的營養素，可使大腦進入生長模式，特別會影響到與憂鬱症相關的海馬迴。多吃海鮮、蔬菜和橄欖油，海馬迴會長得更大。
- 許多研究發現，血清素等神經傳導物質與心理健康的關係很密切，但其他重要的神經化學物質也很重要，如腦源性神經營養因子。它即可以作為大腦的「肥料」，也是一種保護劑。腰果、核桃、杏仁和榛果，含有omega-3的海鮮以及含有花青素的莓果，都有助於大腦維持充足的BDNF。

- 慢性炎症與憂鬱和焦慮等心理狀況有關，而發炎最主要也是最容易改變的因素就是不良飲食。omega-3、植物營養素、維生素B群和礦物質（如鋅和鎂）都有助於控制發炎反應的程度。

第四章

胃腸好，心不老

腸道裡面也有神經細胞

想要大腦健康、保持在最佳狀態，不光從大腦著手，身體的其他部位也有助於調節神經傳導物質。這方面的研究首次有所突破時，精神醫學界發生了翻天覆地的變化，大眾也感到非常驚訝。

現今研究已證實，腸道非常重要，有助於調節心理健康。基因變異會增加個體患憂鬱症或焦慮症的風險，胃腸道的狀態也有助於大腦充分運作。

我們在第一章提到，忙碌的職業婦女蘇珊來看診，她生活壓力非常大，她焦慮、失眠，胃腸道的問題也很嚴重。在幾年前，醫師診斷出她患有大腸激躁症，而它常見的症狀有：痙攣、脹氣、腹瀉和便秘等等。從她的病史看來，她的胃痛和腹瀉會隨著擔憂而增加。「這實在太尷尬了，」她告訴我：「每次壓力一來，我就得跑廁所。老實說，腸胃問題讓我更加焦慮。」

蘇珊的狀況很常見。許多的焦慮症患者都有腸胃問題，越擔憂就越嚴重。憂鬱症患者身上也常見。心理健康、頭腦和腸道間好像有連結，這並不奇怪，自古以來我們一直這麼認為。英語的「本能反應」(gut reaction）和「直覺」(gut feeling）都有「腸子」(gut）一字；感到失望或悲傷時，還會說「心灰意冷」(gutted）。在大考前或要準備演講時，我們肚子會覺得怪怪的，像蝴蝶飛來飛去一樣忐忑不安，或有一股強烈的噁心感。

腸道和心理健康議題有許多共同點，一來不容易治好，也不方便跟人談論；而兩者間的關聯我們也才剛剛了解。朋友、家人甚至是專業的照護者也會認為是病人想太多了，因為許多症狀有明顯的重疊，其他人也難以理解。

過去一個世紀以來，大量的動物試驗顯示，腸道和大腦間存在雙向交流，這條強大的訊號通路稱為「腸腦軸線」。對於人的存活，它扮演極為重要的角色。胃腸道是數億個神經元的家，後者能在毫秒間傳送訊息至神經系統。這種能力有其優勢，在神經元的不斷溝通下，大腦便知道你吃飽了，不應該再放縱自己而吃下第四個甜甜圈。吃到有礙消化的東西，像是毒素或病原體，腸道會立刻將此訊息傳遞到大腦，使之做出嘔吐或腹瀉的反應，以擺脫那些侵略者。

愛爾蘭科克大學的神經科學家、《精神益生菌》的作者約翰．克萊恩（John F. Cryan）表示：「腸道與大腦的交流非常重要。體內保持平衡和穩定，身體和大腦才能以最佳狀態運作。這種雙向訊號的交流，就像豪宅中的景象。在英國影集《唐頓莊園》中，有錢的主人住樓上，掌控周遭的一切，而僕人和工人住樓下，照顧主人的需要。」

「樓上和樓下的人需要彼此才活得下去，」他說：「從遠處看，他們各過各的，沒有太大的關係。但樓下一出現問題，就會影響樓上的起居，反之亦然。腸道和大腦的關係也有類似的情形。」

早在一九〇〇年代初期，科學家就看到這些交互作用。當時，治療消化性潰瘍最常用的方法就是切除部分或全部的胃。確實，潰瘍的症狀有所緩解，但罹患精神疾病的風險也提高了。動物實驗也顯示出類似的跡象。研究人員移除部分腸道以限制胃腸道與大腦的交流，老鼠會出現恐懼、壓力反應和認知問題；這些症狀跟憂鬱和焦慮也有關。

胃腸道發揮作用，人類才得以消化和吸收每天攝取的食物；沒有腸道，我們就無法獲得生存所需的營養，更不用說茁壯成長了。但腸道不僅是消化器官，也是哺乳動物最大的內分泌器官。它也負責免疫反應，調節促炎分子在身體和大腦中有效運作的時間、位置和方式。信不信由你：它也是數百萬神經元的家，除了大腦之外，神經元數量最多的地方。

總而言之，胃腸道是非常奇特的器官，它持續不斷地跟大腦來來回回聊天。不過，它無法單獨運作，要靠微生物群傳遞正確的訊息到大腦。胃腸道內有數以萬億計的微生物：細菌、古菌、真菌、病毒等。科學家愈深入研究腸道和大腦的互動關係，就更加證實，飲食的確有助於我們管理心理健康。在憂鬱和焦慮的研究中，這項新發現令人興奮。透過飲食，我們就能改變體內的微生物群。

無菌小鼠的實驗

我們在上一章討論過，炎症是導致憂鬱和焦慮的主因。克萊恩說得很好：「免疫系統能左右身體與大腦的運作，而微生物群負責調節免疫系統。也就是說，微生物群跟大腦健康有關。」

「這過程非常複雜，畢竟微生物群不是個單一個體，」他說：「準確地說，數萬億的微生物組成這個複雜的生態系統，就像雨林一樣，不斷產出各種奇妙的化學物質，以不同的方式維持大腦的健康。」

「微生物、細菌有益健康」，這個想法是有些顛覆傳統。以前人認為細菌是有害的致病因子，但並非如此。正如大腸桿菌天生就存在於腸道中，除非有特定的變異體，或在人體內長得太多太快，我們才會生病。大多數的細菌是沉默又低調的乘客，陪伴著我們的生命旅途。這是一種共生關係，只要我們保持健康，它們就能茁壯成長。

每個人出生時都帶有一個微生物群，那是在胎內由母親傳來的細菌所組成的。出生後，我們會呼吸空氣、嘗試新食物（以及有熱愛的食物）、擁抱心愛的人、到戶外探索、與陌生人握手，摟住貓狗……並接收到新的微生物群。在每次互動中，身體的微生物群都會有或大或小的改變。

要保持健康，身體就要有多樣化的微生物群，內含有益的好菌（或稱之為益生菌）。它們有助於分解食物並合成重要的營養素，像是維生素B群。它們還能製造短鏈脂肪酸，一來可抑制發炎反應，還能為腸道內的細胞提供營養。若沒有益生菌，我們吃進去的食物就化為烏有，身體就無法獲得充分的營養。依靠微生物群的幫助，我們才能充分獲取食物中的養分。

微生物群還有助於腸道向大腦發送訊息：主人吃到有問題的東西，要趕快清除。為了了解微生物群的複雜功能，科學家得在無菌動物身上做實驗；後者在無菌條件下出生及長大，體內沒有微生物群，表皮也沒有任何細菌。

研究人員在一九六〇年代開始進行動物實驗，以了解細菌如何促成消化和合成維生素B群。這些動物的成長速度較緩慢，但當時的科學家認為，牠們與一般動物的差別只在於腸道內的細菌。然而，隨著歲月演進，相關研究不斷增加，科學家注意到一些有趣的行為差異。無菌動物的抗壓性較低，難以應付艱困的情況，包括與新來的動物互動或被搬到陌生的棲息地。

二〇〇四年，日本九州大學的研究人員決定仔細研究無菌小鼠的大腦，看看牠們為何不容易應付壓力。他們將正常和無菌小鼠放在小錐形管中一個小時；兩隻小鼠緊緊地卡在管子裡，無法掙脫、無法移動，顯然都不是很開心。在這種強制約束下，科學家發現一些微妙的現象，尤其是對壓力的過度反應。無菌小鼠嚇壞了，被放回籠子後，畏縮和害怕的情緒久久不退。我們都知道，面對壓力時，身體會釋放的特定激素（如皮質醇），而無菌小鼠這方面的濃度特別高。此外，科學家還測量牠們大腦皮層和海馬迴的BDNF濃度。他們發現，無菌組的神經營養因子濃度低得多。

整體來說，無菌小鼠體內沒有完整的微生物群，應對壓力時便處於劣勢；這個現象又與大腦的微妙變化息息相關。

這個結論已經很有啟發性了，但九州的研究人員再往前推進。他們給這些無菌小鼠吃益生菌，接著再做一次約束實驗。科學家用嬰兒型比菲德氏菌來重建牠們的腸道，以改變失控的壓力反應。這種友善的好菌存在於微生物群中，有助於消化食物並合成維生素。有趣的是，這些無菌老鼠就能管控自己的壓力反應了；在受到約束後有一點畏縮，但很快又恢復了正常。[1]研究人員表示，在胃腸道中加入對的細菌，就可以改變大腦對壓力的反應。這真是太神奇了！

我們在病患身上也看到了微生物群與精神疾病間的關聯。休士頓衛理公會醫院（Houston Methodist Hospital）的精神科學生最近分析了一百一十一名重度精神疾病（包括憂鬱症和焦慮症）的成年住院患者。學生們發現，患者的微生物群的多樣性愈低，患者的症狀就越嚴重。更重要的是，腸道中細菌多樣化的患者，比較有機會減輕病情，復原速度也快得多。[2]

現代我們都明白，談論到憂鬱和焦慮時，微生物群很重要。找到改善腸道健康的方法，就會多一種管道來化解心理問題。（圖20）

胃腸的好菌能增加抗壓性

這些研究很驚人吧！而且大腦的健康不能全靠單一菌株。腸道內有數萬億種不同的菌，只要不過量，就沒有害處。事實上，它們的能力很驚人，可以讓你內外健康、狀態良好。消化食物、釋放奇妙的化學物質、從腸道提供關鍵訊息到大腦。我們現在明白，心情要穩定，有賴於胃腸道裡住著不同類型的好菌，也就是所謂的微生物群多樣性。

「大約在十年前，各種研究剛匯總在一起，主題包括微生物群、炎症等。最後總結，人需要微生物群來保有正常的大腦發育和健康的壓力反應，」克萊恩說：「下一步是深入了解微生物群對憂鬱和焦慮的影響力，以及它是否能逆轉這些負面情緒。」

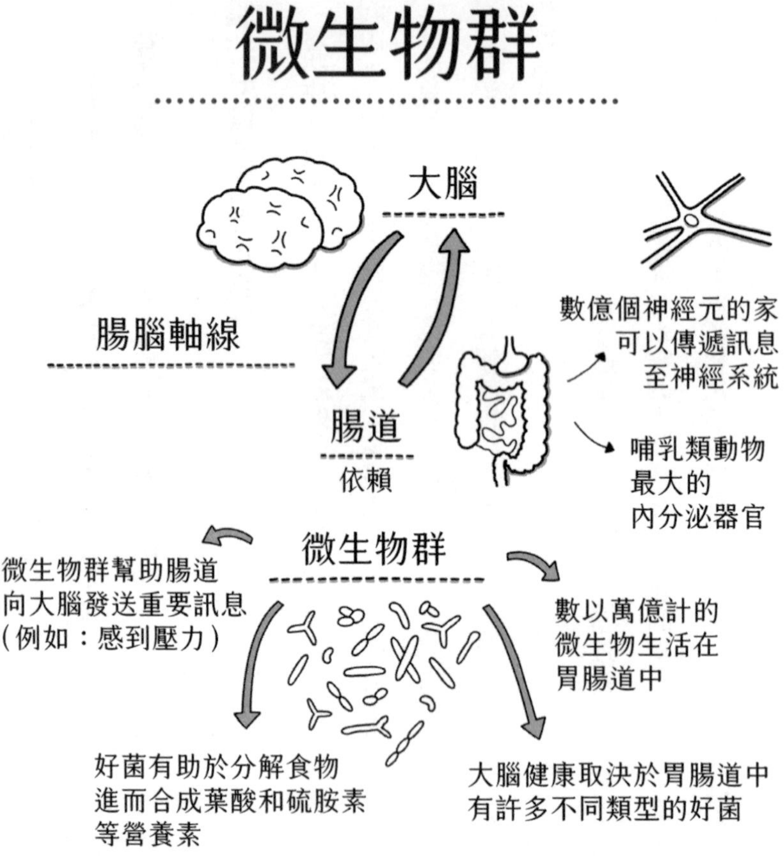
微生物群
大腦
腸腦軸線
數億個神經元的家
可以傳遞訊息
至神經系統
腸道
依賴
哺乳類動物
最大的
內分泌器官
微生物群
微生物群幫助腸道
向大腦發送重要訊息
(例如：感到壓力)
數以萬億計的
微生物生活在
胃腸道中
好菌有助於分解食物
進而合成葉酸和硫胺素
等營養素
大腦健康取決於胃腸道中
有許多不同類型的好菌

圖20

我們早就知道，童年所承受的壓力，像是被虐待或生活困頓，會改變當事人的大腦結構，日後就容易出現心理問題。那些創傷也改變了微生物群的多樣性。克萊恩的早期研究發現，幼時承受過巨大壓力的老鼠，其腸道微生物群的多樣性會減低。

目前還不清楚，貧困幼童成年後的腸道問題，是當年生活所帶來的壓力，還是沒錢吃新鮮的水果和蔬菜來讓腸道滋生好菌。可能兩者都有。

克萊恩和同事研究有憂鬱或焦慮情緒的受試者，不意外地發現，後者胃腸道中的細菌多樣性也減低了。他們還不清楚，憂鬱症與腸道缺少某些細菌的因果關係；是前者造成後者，或是反過來，也或許兩者交互作用。總之，克萊恩說，這種強烈的關聯暗示了一種可能性：只要找到方法將好菌帶回胃腸道，人們就更能制伏自己的憂鬱或焦慮症狀。[3]

有趣的是，微生物群的多樣性降低時，腸躁症就更可能發生。因此，人在陷入憂鬱和焦慮時，胃腸道問題也會出現。腸道某些細菌過多，身體或心理就會生病，這時就得求助於有益的細菌及菌株。動物實驗顯示，胃腸道中某些菌種（如乳酸桿菌和比菲德氏菌）濃度較高的話，認知功能會有所改善，壓力反應也會趨緩。目前還有許多我們並不了解的菌株，也應該對大腦有益。

克萊恩和同事們進行了一項小型試驗，他們在健康受試者的飲食中添加單一種細菌：比菲德氏龍根菌（Bifidobacterium longum 1714），結果如他們所料[4]。

克萊恩招募了二十二名男大學生參與這項研究，先評估他們的壓力水平、憂鬱和焦慮症狀以及基本的認知功能。測量壓力有各種方式，比如用問卷來讓受試者回報感受。研究人員還可測量身體的指數，常見的方法包括膚電反應；壓力過大或情緒激動時，皮膚中的肌電活動性就會提高，反映出身體有多激動；你還可以測量壓力荷爾蒙（如皮質醇）的周期。總之，若膚電反應和皮質醇濃度都提高，就是承受了很大的壓力。

克萊恩及同事給參與者一項任務：在冷加壓試驗中進行社交評估。這不太好玩，參與者得將非慣用手浸入冰水中（約攝氏四度）持續四分鐘，讓自己有個具體的壓力源。對於健康的人來說，這時皮質醇的濃度會升高，但社交能力會減低。

「手臂泡在水中，但一旁有人看著你、做筆記並發表評論，」他說：「真是不太舒服。」

最初的測試結束後，一半的參與者每天早上都會收到一小袋比菲德氏龍根菌，可加到牛奶服用；對照組則是給安慰劑。一個月後，克萊恩和同事又用冷加壓法來評估學生的狀態。

接著他們將做法對調。他們給對照組服用一個月的益生菌，而其他人拿到安慰劑。四個星期後，每個人都回到實驗室重新做一次評估。克萊恩檢查數據後發現，服用益生菌的參與者焦慮感都減輕了，在冷加壓試驗下的生理反應也減緩了，甚至記憶力還增強。

「這是一項小型研究，但結果確實很振奮人心，」克萊恩說：「從生理回饋中我們看到，益生菌降低了參與者的壓力水平，生理機能也變得穩定。如果能用此方法來幫助有輕度憂鬱或焦慮的人，那前景一定很可觀。」

這個結果令人興奮。德國圖賓根大學的研究員保羅．恩克（Paul Enck）也想看看，什麼樣的大腦活動能開啟減壓效果。他沒有用冷水，而是用電腦遊戲來施加壓力。這款遊戲名叫網路擲球（Cyberball），在虛擬環境中，三個人玩接發球。這個遊戲有兩種玩法，第一種是三人樂融融地來回傳球；另外一種是兩人不斷傳接球，但要避免讓第三人接到。實驗的參與者要當被排擠的第三人，這樣他就會產生強烈的壓力反應。

「就像童年時被朋友們排擠的感覺，」克萊恩說：「這項試驗充分證明，大腦不喜歡社交出現阻礙。」

恩克及同事們找來四十名健康受試者，一組服用四個星期的比菲德氏龍根菌，另一組服用安慰劑，然後請他們在實驗室玩網路擲球遊戲。恩克全程檢測參與者的大腦活動和壓力反應；遊戲結束後，他們也填寫了問卷。恩克發現，被排擠時，服用益生菌的受試者的壓力反應較小，大腦更加活躍，精神也變得更好。[5]

除了比菲德氏龍根菌外，研究也指出，許多菌株都能改善壓力、情緒和焦慮症狀。綜上所述，我們了解到，好菌能增加大腦的韌性；而且，想要擁有健康的大腦，就要有健康的腸道和多樣性的微生物群。

迷走神經的效用

微小的細菌如何帶來這麼大的效用？前面有詳細討論到，高濃度的不健康細菌會引起發炎反應，進而抑制大腦的活動，包括酬賞機制和情緒迴路，進而破壞人的學習力和記憶力。我之前也提到，腸道中有數億個神經元，而且大多數的血清素神經元都在腸道中，它們會釋放神經傳導物質，有助於調節情緒和提升學習力。

腸道內遍布罕見和獨特「腸嗜鉻細胞」，它們能刺激神經元的活動。這類細胞就像化學感測器那樣，負責檢測微生物群釋放的肽或短鏈胺基酸，然後告訴血清素神經元，準備在某時某處釋放出適量的神經傳導物質進入神經系統。[6]神經系統中血清素的濃度一升高，重要的神經傳導物質就會不斷釋放，像是麩胺酸和多巴胺。因此，腸道的微生物多樣性一旦被破壞，就會產生可怕的連鎖效應：大腦運作失衡，難以調節情緒。[7]

腸腦的第三種交流是透過迷走神經；這個腦神經貫穿人體，觸及到所有的器官。科學家已證實，它負責管控飢餓和壓力訊號，並透過其神經纖維調節免疫和發炎反應。為了治療頑固型癲癇，醫師會用電流刺激迷走神經，卻附帶改善了患者的情緒。有趣的是，這類刺激法有時也用來治療重度的憂鬱症患者。在二〇〇五年，美國食藥局還批准一款治療用的迷走神經刺激器。

迷走神經就像接線員，在內臟和大腦間來回傳遞訊息。最新研究顯示，透過各種激素，腸道細菌會將訊息傳遞至迷走神經；這些激素包括面對壓力時釋放的皮質醇、從食物中攝取的養分、還有細菌自身製造的肽。迷走神經的網路非常緊密，所以訊息在幾毫秒內就能傳遞至神經系統。鼠李糖乳桿菌（Lactobacillus rhamnosus）是一種好菌，它能與迷走神經交流，進而改善焦慮症狀。這條神經若被切斷，這些效力就會完全消失。[8]

這些活動很複雜。訊息在腸道和大腦間來回迅速穿行，我們才能維持健康。科學家才剛開始了解，微生物群如何透過腸腦軸線來影響大腦的功能。不管這個過程有多複雜，科學家都會持續努力去釐清，但無庸置疑的是，健康的腸道是健康大腦的先決條件。

益生菌最好的來源是發酵食物和生鮮蔬果

透過休士頓衛理公會醫院的研究，我們知道腸道多樣性有助於改善心理症狀。那麼，益生菌能用來治療患者嗎？約翰霍普金斯大學的研究人員追蹤了六十六名在狂躁發作後住院的患者；其中有一半在出院後二十四週持續服用益生菌保健食品，內含鼠李糖乳桿菌和乳雙歧桿菌。在這段觀察期中，安慰劑組中有二十四人再次住院，但益生菌組中只有八人重返醫院，而且住院時間縮短了。研究團隊發現，體內促炎分子過多的患者，受益生菌的助益最深。由此可知，益生菌有助於抑制腸道發炎，進而緩解與躁鬱症相關的症狀。

另有試驗顯示，定期補充益生菌可以改善憂鬱和焦慮症狀。近期，研究人員已開始試驗並分析各種不同的益生菌菌株，看看能它們的療效如何。中國中南大學的研究人員發現成效不錯，它們能減少與憂鬱症相關的症狀。[9]類似的研究也發現，益生菌有助於緩解焦慮症狀。[10]但目前還不清楚菌株的類別和用量如何搭配最有效。還需要注意的是，也有許多試驗未顯示出明顯的成效。因此，在早餐中添加益生菌保健食品不一定能制伏或治療憂鬱或焦慮。

如克萊恩所說，微生物群非常複雜，人們吃了益生菌後，卻會吃下抵消其作用的食物。加工、含糖、高脂、預包裝的食品都會餵養「壞菌」，並阻礙正面情緒的發展；這些食物還會促使身體釋放出對大腦健康不利的促炎分子。

克萊恩補充說道，由於不同的背景和經歷，每個人的微生物群也不盡相同，所以益生菌保健食品的效用見仁見智。有些人需要更高劑量的益生菌來減輕憂鬱或焦慮症狀；有些人需要不同菌株的混合物。現在有一些研究顯示，攝入過多對大腦有益的菌株會讓人放屁、脹氣甚至有腦霧的現象。所以我們很難判別每個人適當的補充劑量。因此，想要用微生物群來改善大腦，最好的方法就是改變飲食，這不僅能滋生好菌，還能夠提供重要的纖維質，讓腸道中的健康細菌茁壯成長。

他說：「調整飲食非常有用，可以讓某些有益大腦的細菌種類增加。」他正在進行一項研究，觀察有助於餵養好菌的食物（如發酵食品和蔬果），看看它們是否對情緒有任何影響。

克萊恩的完整報告還沒出爐，但他最近在廣受歡迎的BBC電視節目「我是醫師，聽我的就對了」（Trust Me, I'm a Doctor）中分享了一些初步結果。他招募了八名健康的參與者：一半的人如往常一般進食，另一半則採用富含「益生菌」飲食，包括吃很多發酵的食物，像是克菲爾酸奶、德國酸菜、優格和蔬果（科學家已證實，洋蔥和莓果可餵養腸道中的健康細菌）。克萊恩在一個月後再次評估參與者的狀態，接受益生菌飲食法的人胃腸有多樣化的微生物群，對於壓力的生理反應也降低了。

「就算只有短暫的效果，我們也改變了微生物群的性質和應對壓力的能力，」他說：「這個研究的對象是這麼小的群體，但看見這樣的結果令人振奮。我們計畫與更多人繼續合作，才能深入了解全貌。」

克萊恩的初步報告與傑卡等人發表的飲食介入研究非常吻合：多吃生鮮蔬果

（如地中海飲食）並添加發酵食品，就能增加微生物群中的好菌（如乳酸桿菌和比菲德氏菌），進而促進健康的腸道。水果和蔬菜富含纖維質，有助於保持規律的消化，避免出現腸道問題，還能讓這些好菌頭好壯壯。除此之外，改變飲食可以降低發炎反應，增加血清素的釋放，並促進大腦健康。

蘇珊一開始持懷疑的態度，但還是開始多吃發酵食品和生鮮蔬果，最終身心開始有所改善。她的煩惱變少了，睡眠品質改善了，腸躁症也有所緩解。她每天早上喝綠拿鐵時會加入克菲爾酸奶，在沙拉中添加更多豆類蔬菜，她的感覺更敏銳、也有辦法應對壓力了。

「現在若我沒有攝取足夠的營養食物，肚子和大腦都會很不舒服，」她說：「有時候一忙起來我就隨便吃，但不到一兩天我就覺得怪怪的。接著我會提醒自己，是時候來補充好菌了。」

在下一頓飯時，好好看一下盤子，思考你的飲食方式是否有益於體內的微生物群？你應該多吃發酵食品和高纖的蔬果青菜來增加好菌的數量，進而餵養大腦。

你需要富含纖維的食物，內容有綠葉蔬菜、蔬食、豆類、堅果、全穀物、優格、克菲爾酸奶、酸菜和其他發酵食品；它們是好菌的重要來源。盤子裡缺少這些東西的話，就要慢慢多加一點。這種飲食方式能制伏憂鬱和焦慮，也是本書的重點。我希望這些知識對你有幫助。（圖21）

重點提示

- 微生物群：生活在胃腸道內的數萬億微生物，包括細菌、眞菌、病毒和寄生蟲，能以各種方式來調節心理健康。
- 每個人出生時都帶有一組微生物群，是由母親在胎內和出生時傳給我們的細菌所組成。出生後，我們會呼吸空氣、嘗試新食物（並且有熱愛的食物）、擁抱心愛的人、到戶外探索、與陌生人握手、摟住貓或狗，並因此接收新的微生

纖維素

（有益大腦的營養素）

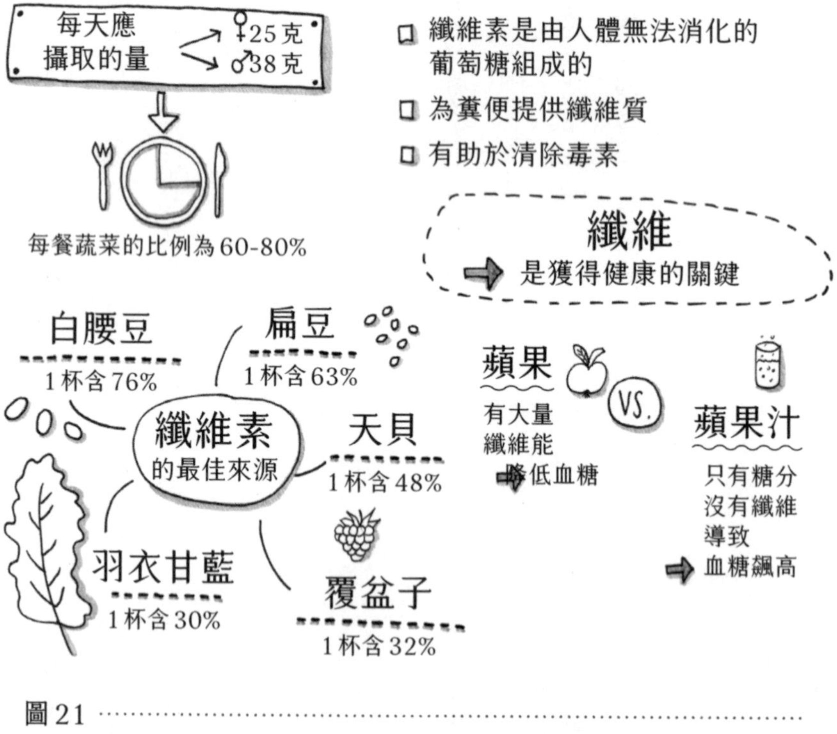
每天應
攝取的量
♀25克
♂38克
每餐蔬菜的比例為60-80%
纖維素是由人體無法消化的
葡萄糖組成的
為糞便提供纖維質
有助於清除毒素
纖維
是獲得健康的關鍵
白腰豆
1杯含76%
扁豆
1杯含63%
纖維素
的最佳來源
天貝
1杯含48%
羽衣甘藍
1杯含30%
覆盆子
1杯含32%
蘋果
有大量
纖維能
降低血糖
VS.
蘋果汁
只有糖分
沒有纖維
導致
血糖飆高

圖21

物群成員。每次與環境的互動都有機會改變微生物群，程度有大有小。爲了保持健康，我們需要多樣化的微生物群，其中包含各種好菌，也稱爲益生菌。

- 好菌有助於消化食物，還可以傳遞重要訊息至大腦。腸道中沒有這些重要的細菌，大腦功能和心理健康就會受到影響。微生物群的多樣性與憂鬱和焦慮的情緒密切相關。
- 研究顯示，在微生物群中添加特定的細菌菌株，就能改變動物和人類大腦對壓力的反應方式，使其更具韌性。
- 有些人會因此以爲，多多服用益生菌保健食品就好了。研究顯示，這麼做的確能改善憂鬱和焦慮，但提高微生物群多樣性最簡單的方法，就是多吃蔬菜和發酵食物來促進各種好菌的生長，讓它們進到腸道中。

第五章

制伏憂鬱和焦慮的最佳法寶

追求健康時，也要顧及美味

先跟大家坦承，我現在是溫和派的羽衣甘藍傳教士。

朋友、同事以及過去十年來關注我工作的人都知道，我是羽衣甘藍的忠實粉絲。我崇拜這種獨特的植物，還寫了一本食譜書《羽衣甘藍的五十道陰影》。（*Fifty Shades of Kale*）簡單來說，它是具有精神意義的蔬菜。

有些人很難理解，我為何如此喜歡這種綠葉蔬菜。大約在十二年前，我和妻子露西搬到紐約西村的公寓裡。我這個印第安納男孩離開自家農場這麼久，很想念寬闊的空間和新鮮的食物，幸運的是，阿賓頓廣場綠市集（Abingdon Square

Greenmarket）就在新家幾步之遙；當地的農民、魚販和肉商每週末會集結到這個小公園。我會準時報到，採買好一週食物。突然間，我的餐桌再次充滿了當令又新鮮的小農食材。和藹可親的農民很樂意花時間跟我聊天，分享農產品的資訊和務農生活的經驗。這個迷人的市集不僅帶給我歸屬感，還讓我看到城市和鄉村連結的新方法。

我在綠市集結識了一位農民西格爾（Dave Siegel），他和夥伴史瓦達許（Jessica Swadosh）在紐約州北部擁有一片兩公頃的土地，名為「泥地農場」（Muddy farm）。每週，西格爾和史瓦達許都會為常客帶來鮮美的農產品，包括五種羽衣甘藍：恐龍甘藍、卷綠甘藍、俄羅斯紅甘藍、彩虹恐龍甘藍、藍色卷葉甘藍。西格爾熟練地將一束束葉菜擺在桌面上，一邊跟我介紹它們獨特的屬性。當時，羽衣甘藍才剛開始出現在熱門餐廳的菜單上，我也嘗試了不同的品種。

巧合的是，那段時間我也開始意識到，自己不太了解食物對影響心理健康的影響力。身為精神科醫師，我需要跟上「食療」的風潮。我學到得愈多，就愈意識到，醫師們得更努力地去幫助患者獲得身體所需的營養。

羽衣甘藍的營養密度非常高，每一口都富含重要的維生素和礦物質，西格爾的桌上有那麼多令人驚嘆的品種。羽衣甘藍能讓我的家人和病人獲得更多營養，也有益於大腦。

我自己也很喜歡吃這種蔬菜。肯亞有道傳統菜就是煸炒羽衣甘藍和綠葉甘藍；這道美味料理我在肯亞的精神病房實習時就愛上了。現今紐約的小酒館菜單上也有美味的羽衣甘藍沙拉，我可是百吃不膩。

寫完《羽衣甘藍的五十道陰影》後，我對這種綠葉蔬菜的熱情依然很強烈，還在自己的農場種植了五十四種羽衣甘藍！然而，這只是狂熱的開始。我的目標是讓人們吃更多蔬菜、變得更健康，所以我設法讓羽衣甘藍變得更美味。我們將每年十月的第一個星期三定為羽衣甘藍日，好讓人們更加認識這種綠葉蔬菜強大營養成分。我們舉辦了羽衣甘藍派對，製作相關的T恤、貼紙和雞尾酒。在我們的推廣下，全國各地的學校及醫院開始採用羽衣甘藍；我們也跟國防部合作，讓每個部隊都吃得到它。我努力地用飲食介入來促進全國民人的大腦健康。

漸漸地，我注意到一些奇特的現象。我對羽衣甘藍仍然滿懷熱情，並試圖教育大眾，它對大腦健康非常有益。我在全國各地旅行、發表演講和參加活動時，但愈來愈多的人婉轉地表示，他們就是沒辦法喜歡羽衣甘藍，只是為了健康而強迫自己吃。我的醫師好友也坦承，他其實也很厭惡這款綠葉蔬菜：「吃起來就像土和石頭的味道。」

一些患者也有類似的情況。我們會一起討論飲食計畫，以試圖減輕憂鬱和焦慮症狀。每當我提到羽衣甘藍，他們臉上就流露出厭惡的表情。我很快意識到，雖然這個超級食物對大腦十分有益，但有些人就是無法接受，無論我做了多少教育推廣（我還寫了一本很棒的食譜）。

人們如此討厭羽衣甘藍，顯然就沒辦法獲取當中的營養。於是我轉型成溫和派的傳道者。我依然喜歡它，也希望有頭腦的人都能從營養密度的角度去了解它的卓越之處。我仍然會跟大家分享很棒的羽衣甘藍食譜，也會繼續製作脆烤羽衣甘藍片。但現在我更了解，每個人對食物的口味和好惡都不同。對我來說，羽衣甘藍是一種超級食物，除了營養成分高，我也很喜歡吃。這裡頭帶有情感因素，雖然我住在市中心，但羽衣甘藍讓我嚐到農場土地的滋味，讓我彷彿回到了家。

這都是我的感受與連結，而羽衣甘藍對你的吸引力可能沒那麼高。芝麻葉、嫩菠菜、蘿蔓生菜、紫甘藍、西洋菜，每個人都有自己情有獨鍾的綠葉蔬菜。不論你喜歡什麼，只要多吃蔬果就好。我還是會繼續在十月的第一個星期三舉辦羽衣甘藍派對，但你無需這麼做，只要從喜歡的綠葉蔬菜中獲取有益大腦的纖維素、維生素C、葉酸和植物營養素就好。

拓展食物類別，不必執著於單一種食材

我們已經談到，為了有效預防和控制憂鬱和焦慮，必須攝取十二種營養素。從科學的角度看，這些營養素非常重要，但光是討論維生素和礦物質，人們也不會改變飲食。根據美國疾病管制與預防中心的數據，全球有超過二十億人缺乏某種微量

的營養素，包括鐵、維生素A和鋅。不過，光是宣導多多攝取維生素沒有用，民眾頂多會去買保健食品，而不是設法讓飲食更均衡；後者才是我們的目標。

談到營養，現代人的焦點都放在超級食物上，例如藍莓、綠茶、野生鮭魚和綠花椰菜。我承認，自己對羽衣甘藍也是如此執著，因此才轉為溫和派。這些都是很棒的食物，富含有益大腦健康的營養素，每餐要多多攝取。但是，想要靠吃來制伏憂鬱和焦慮，光是在飲食計畫中添加一兩種超級食物還不夠。為了讓大腦達到最佳狀態，應該考慮到各種類別的食物，廣泛地攝取營養才有效。

許多食物都有豐富的營養素，有益大腦的健康，因此我和萊辛恩斯醫師創建了抗憂鬱食物評量表（AFS），並據此提出飲食建議。我們很快發現，這些必需營養素中可以從不同的來源攝取。羽衣甘藍富含抗憂鬱和焦慮的維生素、礦物質、植物營養素和纖維素，而瑞士甜菜和芝麻菜也都有；南瓜籽富含膳食纖維和鋅，但核桃、牡蠣和鷹嘴豆也有一樣的成分。

因此，爭論綠花椰菜、羽衣甘藍或球芽甘藍哪個才是營養之王，其實沒什麼意義。歸根究底，人們不喜歡吃的話，含有再多的植物營養素都沒用。我們前面也討論過，大家的確不愛某些健康食材。

我跟許多人（包括患者）討論過對食物的好惡。我深深了解到，健康食物的類別愈廣泛，人們才更有機會在飲食上做出微小的改變，進而緩解症狀。食物範圍愈廣，我們就更能追蹤他們的飲食模式，並找出改進的方向。就像大多數的介入措施一樣，要找到適合當事人的飲食計畫。

身為精神科醫師，我了解食物選擇對心理健康的影響，也會跟患者詳細討論他們的飲食習慣。當我介紹各類型的食物時，對方總會明白地表達好惡。彼得第一次來找我時，堅定地說他不喜歡海鮮，但那是我們制伏憂鬱和焦慮的首要法寶。說實話，我沒有責怪他，我自己也沒那麼喜歡海鮮。我嘗試了許久，才終於找到喜歡的海鮮。我們進一步探討他對海鮮的厭惡，他才坦承，自己唯一吃過的魚是在小時候祖母煮的鰈魚料理。他從未吃過淡菜、蝦或鮭魚，更不用說美味的握壽司了！原來他從小認定自己不愛吃海鮮，陷入了某種既定的飲食偏見中。

我想讓他意識到，其實他並不討厭這些海鮮美食，於是我給彼得一些功課。我知道他喜歡吃墨西哥料理，常常外帶回家當餐點。我請他吃吃看魚肉塔可，不喜歡的話就直接丟掉。一週後我們再見面時，他驚訝告訴我，原來炸魚塔可竟然這麼好吃。

「那個調味真的很棒，」彼得說：「我分不出來是魚肉還是雞肉。」

從那時起，彼得探索了許多不同的海鮮，也輕鬆地加入日常飲食中。不過像他還是繼續抗拒沙丁魚和鰈魚：「那太腥了！」對此我樂觀以對，海鮮還有很多：鬼頭刀、蝦和鮭魚，只要能加到他最喜歡的炸魚塔可中就好。現在他只要沒有好好吃一餐，就會感覺不對勁；看來吃海鮮的確對他有幫助。

從食物類別（如海鮮）著手，而不是單一食材（鰈魚），我們才有機會微調原有的飲食習慣，不管是添加或替換某個食材。記住，飲食可以戰勝憂鬱和焦慮，只要做出些微的改變，就可以繼續當個開心的吃貨。

制伏憂鬱和焦慮的各項食物類別

焦慮症或憂鬱症的患者大多行動力低，凡事都提不起興趣。那些嚴格又複雜的飲食計畫當然會令他們怯步而難以接受。老實說，旁人也感到很氣餒。正如我一再強調，這本書是寫給吃貨的；飲食是人生中的一大樂趣，不該令人那麼難熬。

我們和食物的關係非常複雜，有些可以品嚐，有些只想趕快吞下。感到沮喪或需要安慰時，我們會想吃某些食物；與朋友和親人相聚時，又會喜歡另一些食物。當然，有些食物會令你避之唯恐不及。

每個人都有獨特的口味和飲食價值觀，就跟憂鬱和焦慮情緒一樣獨特。因此，安排飲食計畫時，應該從食物類別中挑選自己喜歡的食物。每個類別我會推薦「主力球員」，也就是營養特別豐富、容易加到日常飲食中的食材，讓你一開始有個方向。

我想強調的是，每個人都從不同的角度看待食物；有些人是嚴格的素食者，有些人正在嘗試生酮飲食，有些人則對特定的食物過敏，也有愈來愈多人在管控糖分的攝取量。談到食物，每個人都有自己的需求和欲望，所以我們要從各種食物類別來改善飲食。限定特定的食物或類別，就很難融入個人偏好的飲食方式。為了獲取我們所需的營養，總要有些替代方案，因此，下面所列的「主力球員」也只是參考用的。

所以，選擇自己喜歡的食物吧！本書後面附有綠拿鐵、青醬和沙拉的食譜，你可以替換成自己喜歡的食材，比如將羽衣甘藍換成花椰菜。首要條件只有「原型食物」以及「吃得開心」，無論選擇什麼，都要能感受到進食的愉悅。

想要打造健康的大腦，緩解憂鬱和焦慮症狀，可選的食物類別很多：綠葉蔬菜、彩虹蔬果、海鮮、堅果、豆類和種籽、肉類、雞蛋和乳製品、發酵食物和黑巧克力。它們含有重要的營養素，可以培養腸道中的好菌、減少反炎，最終讓大腦進入生長模式，並且緩解憂鬱和焦慮的心情。

綠葉蔬菜

談到營養密度和熱量比，綠葉蔬菜是CP值最高的。菠菜、羽衣甘藍、西洋菜、芝麻葉、芥藍、甜菜根和瑞士甜菜，想要攝取足量的纖維、維生素C、維生素A和葉酸，選它們就對了。葉子上鮮豔的顏色，代表它們富含健康的植物營養素。多吃葉菜，每頓飯就能獲得足量的水分、飽足感和營養密度。

綠葉蔬菜的優點在於烹調方式很多元，可以做成沙拉、湯品或熱炒，也可以製作成美味的青醬，淋在雞肉或義大利麵上。我們可以把它們打成綠拿鐵中甚至加到瑪芬蛋糕中。總之，蔬菜的調理方式沒有極限。

蔬菜的價格非常便宜，在冰箱也很好保存。想要提升腦力，餐點中一定要加入蔬菜。

嚴格來說，海藻是藻類；這種生長在海洋中的綠葉蔬菜，碘含量最高。雖然我們沒有在AFS中列入碘，但它對大腦非常重要，因為甲狀腺機能有賴於碘。美國人碘的攝取量一直在下降；全球兒童發育遲緩的主因，就是孕婦的碘含量攝取不足。此外，海藻還是纖維、鐵、鋅和植物營養素的極佳來源。

主力球員：羽衣甘藍和海藻。

建議攝取量：每日二至三杯綠葉蔬菜，每週一小份海藻。

彩虹蔬果

看一下你的盤子，是否充滿五顏六色？如果只有米色或棕色，那就要好好重新安排了。

番茄、酪梨、甜椒、綠花椰菜、白花椰菜及莓果等，當中有重要的植物營養素（類黃酮和類胡蘿蔔素），還有大量纖維，可以讓腸道中的好菌茁壯成長。類黃酮是這些食物色彩繽紛的原因。你只能從植物中獲得某些有益健康的分子：紫色食物有花青素，橘色的有類胡蘿蔔素，紅色的有茄紅素。這些蔬果都有強大的抗氧化力，可以抑制促炎分子，有助於維持大腦健康。

這邊特別強調花青素的價值；在黑莓、紫甘藍等紫紅色食物中，可以找到這類化合物。長期以來，人們都知道這些類黃酮化合物能抗炎，不意外地，它們也能改善記憶力和情緒。葡萄牙的科學家最近發現，花青素能透過微生物群來展現它的魔力。[1]

吃下一碗藍莓或一整塊焗烤千層茄子後，花青素會透過微生物群向大腦發送訊息，告訴身體要產生神經保護分子「犬尿喹啉酸」，這種分子能促進睡眠、改善情緒和減少腦霧感，還有助於減少腸道和大腦的發炎反應。你現在也知道了，它們能制伏憂鬱和焦慮。

另一個法寶是酪梨，它含有大量的脂肪和植物營養素，是健腦養生族的最愛。這種水果含有百分之八十二的脂肪，主要是單元不飽和脂肪酸，這在植物界是很罕見的。這些脂肪可以增加彩虹蔬果的效果，並有助於吸收其他植物營養素（如茄紅素），所以我才把它列為主力球員。此外，它含有大量的纖維、鉀和維生素E，雖然後三項沒有列入AFS，但顯然能緩解憂鬱、促進大腦的健康。要保護腦中的脂肪，就多吃酪梨吧。

綠葉蔬菜和彩虹蔬果應是每餐的主要成分。幸運的是，彩虹蔬果的調理也非常多樣化。莓果可以用來中和某些蔬菜的苦味，或增加克菲爾酸奶或優格的甜味。番茄和甜椒可以火烤、熱炒或加入義大利麵醬和燉菜中。至於生菜沙拉，可以選鷹嘴豆泥、酪梨醬或田園沙拉醬。有太多種方式可以享用彩虹蔬果，找到適合自己的方式就可以了。

主力球員：紅椒和酪梨。

建議攝取量：混合彩虹蔬果，每日至少二至三杯。

海鮮

這是最具挑戰性的食物類別，連我也花了一些時間去嘗試，才找到最喜歡的海鮮食物。不過，哪怕是對魚類最感冒的人，終究能找到辦法將它們加入飲食中。大腦非常需要omega-3，所以要多吃沙丁魚、牡蠣、淡菜、鮭魚和鱈魚，而且它們還富含維生素B12、硒、鐵、鋅和蛋白質。

很多人對海鮮都有疑慮，怕它們有大量的汞和塑膠微粒。不過，海鮮確實能有效預防和控制憂鬱和焦慮症狀。想避開環境毒素，原則很簡單：選擇小魚和雙殼類。只要懂得運用調味料和醬汁，你一定能做出愛吃又適合自己的海鮮料理。後面的食譜部分，我們會更著重介紹海鮮。

主力球員：野生鮭魚、鯷魚和淡菜。

建議攝取量：每週二至四份。

堅果、豆類和種籽

這一類食物是制伏憂鬱和焦慮的法寶，可惜的是，它們常常被忽視。腰果、南瓜籽、扁豆，堅果、種籽和豆富含纖維、鋅、鐵和其他必需的維生素，也植物性蛋白質的主要來源。小小一份就結合了健康脂肪、蛋白質和慢速碳水化合物，非常完美。

最棒的是，堅果、種籽和豆類是很好的零食。與患者討論飲食時，我都會先建議他們用杏仁、核桃和腰果去取代不健康的零食。我們前面也有提到，澳洲的學者法蘭西絲試著用堅果來治療有憂鬱症的大學生。只要一小把，就能在午後提振精神，讓大腦獲得所需的營養，並提升腦部肥料BDNF的濃度。

除了當作零食，還可以把堅果、豆類和種籽加到你喜歡的食物中。早上打蔬果奶昔時，可加一些核桃；沙拉上也可以撒一些南瓜籽；腰果適合用炒的；煮湯或燉菜時也可丟些黑豆。我自己會在克菲爾莓果昔中加入了豆子。這些都是很好的營養選擇，能讓我們建構更強壯的大腦。

主力球員：南瓜籽、腰果、紅豆。

建議攝取量：每日至少二分之一至一杯堅果或豆類，及一湯匙的種籽。

肉類

身為前素食主義者，我知道許多人很不想吃肉，有些人甚至是娘胎素。肉類是鐵、蛋白質和維生素B12的重要來源。吃肉的議題爭論很久了，而如今我們都同意，健康和環境永續性應該要兼顧。像草飼牛、羔羊、山羊和雞肉，這些肉品可以為菜餚添加迷人的風味，以及促進大腦發育的營養素。許多小型農場的經營者現在都重視土壤的健康，所以會在牧場和草地上放養家畜。在地的農場和農民能幫我們維持心理健康，這一點在後面會有更多討論。

放養對環境比較好，其家畜的肉質也更健康。草飼牛肉的熱量比穀飼牛肉少了三分之一，它的脂肪酸組合也不同。草飼牛肉的omega-6較少，這有助於維持你體內omega-3的平衡，並減少發炎反應，對大腦更有益。草飼牛肉的熱量偏低，營養成分較高。

讓家畜自由地漫步、吃天然植物，人類就得到更多健康的脂肪、維生素E、類胡蘿蔔素、維生素和礦物質，讓身體和大腦保持最佳狀態。許多西方人都不敢吃肝臟，但它的確是肉類的要角。說到維生素B12、維生素A、鐵和葉酸等有益大腦的營養素，肝臟的CP值非常高。我的祖父母喜歡吃肝醬、雞肝，或在碎牛肉和香腸中加入肝臟。

主力球員：草飼牛肉和肝臟。

建議攝取量：每週三份。

雞蛋和乳製品

過去幾十年來，營養專家都在爭論雞蛋和乳製品的優缺點。其實雞蛋和羽衣甘藍一樣，經濟實惠、營養豐富又好調理，一顆蛋只有七十卡路里，卻擁有完全蛋白質、維生素Ｂ群和膽鹼（屬維生素Ｂ群，也許有助於降低焦慮症狀的發生率）。雞蛋很容易準備，下午茶可來一顆水煮蛋，早餐時來一道彩虹蔬菜義式烘蛋。總之，雞蛋可以容易地加到主食中。

我對雞蛋比較偏心，我的農場有養雞，下蛋後也孵出小雞。我的雞提供了源源不絕的優質蛋白質、維生素Ｂ群以及有益腦細胞的養分。蛋殼和雞糞含有氮，可作為肥料。總而言之，不管是從農夫和醫師的角度，雞蛋都很有價值。

乳製品，特別是發酵食品，像是優格或克菲爾酸奶，都是有益的補充食品。它們富含人體所需的好菌、鈣和蛋白質。不過，乳製品跟麩質一樣，也可能引起身體發炎，因而被排除在健康食品外。在超級市場裡，許多受歡迎的乳製品如低脂牛奶和含糖優格，都是經過高度加工，含有驚人數量的糖分。因此對於某些人來說，乳製品不能列入飲食清單；幾年前我也這麼做，但現在我的標準比較寬鬆了。

雖然有這麼多人在質疑，我仍然相信牛乳或羊乳製品有其多樣性與健康上的價值。乳製品是地中海飲食的重要元素，雖然它不是必需品，但絕對可以放入有益心理健康的清單中。和肉類一樣，我們應該更深入去探索乳製品的功用。

主力球員：雞蛋和發酵乳製品（不含糖的優格或克菲爾酸奶）。

建議攝取量：每週五至七顆雞蛋；每週三至五份乳製品（最好是發酵產品）。

（圖22）

微生物群系中的好菌

這類食物與其他類型有許多重疊，這很正常，為了維持微生物群的多樣性，你

肉類、雞蛋和乳製品

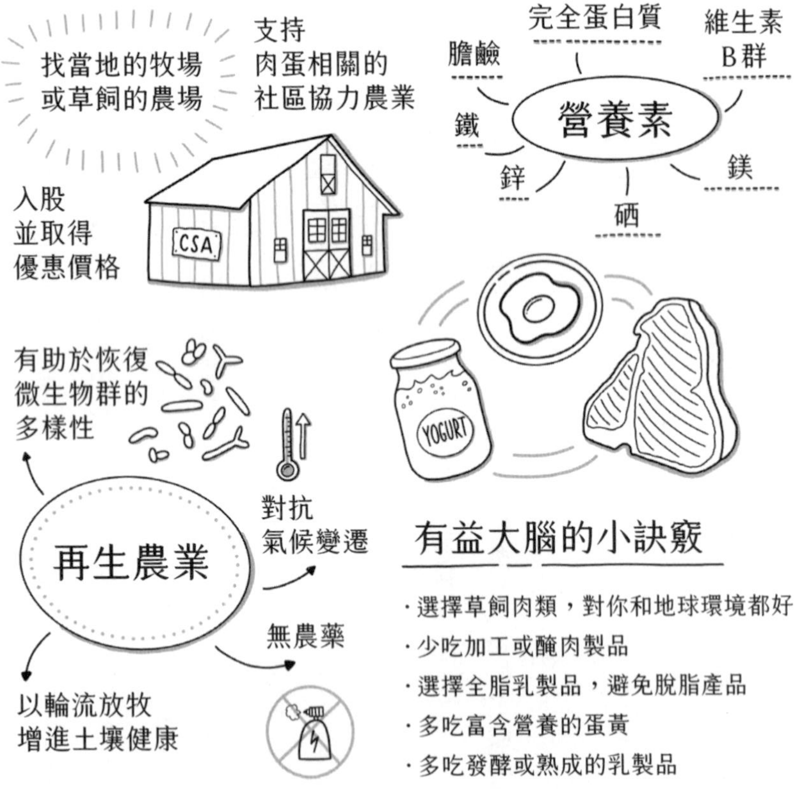
找當地的牧場
或草飼的農場
支持
肉蛋相關的
社區協力農業
入股
並取得
優惠價格
CSA
完全蛋白質
維生素
B群
膽鹼
營養素
鐵
鋅
硒
鎂
YOGURT
有助於恢復
微生物群的
多樣性
對抗
氣候變遷
再生農業
無農藥
以輪流放牧
增進土壤健康
有益大腦的小訣竅
·選擇草飼肉類，對你和地球環境都好
·少吃加工或醃肉製品
·選擇全脂乳製品，避免脫脂產品
·多吃富含營養的蛋黃
·多吃發酵或熟成的乳製品

圖22

需要吃各種不同的食物。彩虹蔬果和豆類中的纖維能讓腸道中的好菌茁壯成長。多食用發酵食品，如克菲爾酸奶、優格、酸菜、味噌、酸種麵包、泡菜和康普茶，消化系統就會有更多好菌，大腦也會更健康。

主力球員：克菲爾酸奶、味噌、酸菜。

建議攝取量：每週三至五份發酵食品。

黑巧克力

毫無疑問地，最後一項是我的最愛，不僅好吃，還含有表兒茶素等黃醇類，對心血管和大腦都有極大的益處。根據美國國家健康與營養調查研究（National Health and Examination Survey），在一萬三千六百二十六名成年人當中，食用大量黑巧克力的人，罹患憂鬱症狀的風險降低了百分之七十。不過，食用牛奶巧克力就沒有這種好處了。[2]

我的同事斯莫爾（Scott A. Small）是哥倫比亞大學阿茲海默症研究中心的主任，

他於二〇一四年證明，老年人飲用富含可可黃烷醇的黑巧克力飲料後，記憶力有所改善。這項研究也登上了頭條新聞。斯莫爾招募了三十七名五十歲至六十九歲的成年人，在三個月內每天喝一杯巧克力飲料（這個實驗很不賴吧）。他們都喝了含有黃烷醇的飲料，但其中一半的濃度較高。

三個月後，斯莫爾對受試者進行記憶測試，相較之下，喝了高含量黃烷醇飲料的人記憶力提升了百分之二十五。[3]研究人員發現，大腦中與記憶力有關的齒狀回區域的功能也增強了。

那記憶力與憂鬱、焦慮等情緒有什麼關係？思路卡卡、注意力不集中和記憶力退化都可能是憂鬱和焦慮的症狀。有些人推測，表兒茶素等黃烷醇能抑制發炎反應，所以對情緒也有好處。其他研究也顯示，每天攝取二十五克富含多酚的黑巧克力可以減少唾液皮質醇，代表個人的壓力感與焦慮感降低了。[4]

總的來說，常吃黑巧克力對大腦有好處，也能緩解憂鬱症或焦慮症患者的腦霧、壞情緒和壓力感等症狀。不妨在食物櫃裡存放可可豆、可可碎粒以及高品質的可可粉。黑巧克力含糖無妨，只要可可含量達百分之七十就好了；濃度愈高，對大腦就愈好。它不只是零食，還是專業醫師推薦的健康聖品。

主力球員：黑巧克力和可可。

建議攝取量：可可豆、可可碎粒或黑巧克力，每週八十五克至一百四十克。（圖23）

掌握主要的食物類別，設計自己喜歡的組合

在前面幾章，我們介紹了營養精神醫學的概念。想要打造強壯、有韌性的大腦，就從飲食著手。想要制伏憂鬱和焦慮、抑制發炎反應、促進大腦生長，就要留意每天攝取的營養素。此外，腸道內的微生物群也會影響心理健康。以上這些觀念你現在都非常清楚了。總之，想要維持好心情，食物非常重要。

我們也仔細介紹各種優質的食物類別，當中都含有高量的維生素和礦物質，可以預防及控制一些心理上的症狀。如何將它們整合到日常飲食中，就取決於你自己

黑巧克力

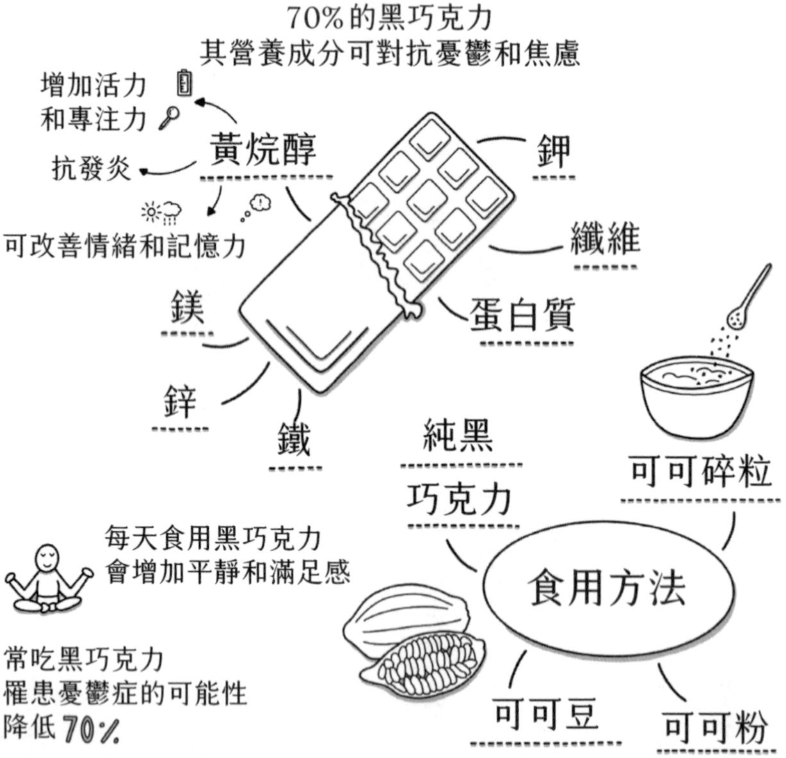

70%的黑巧克力
其營養成分可對抗憂鬱和焦慮
增加活力
和專注力
黃烷醇
抗發炎
可改善情緒和記憶力
鉀
纖維
蛋白質
鎂
鋅
鐵
純黑
巧克力
可可碎粒
食用方法
可可豆
可可粉
每天食用黑巧克力
會增加平靜和滿足感
常吃黑巧克力
罹患憂鬱症的可能性
降低70%

圖 23

的選擇。從這些類別中找出你喜歡的食物，並兼顧價格與美味。這就是照顧身體和大腦的第一步，也是最有效的方法。

大家也都明白，知道和做是兩回事。在接下來的章節，我會繼續指引與協助你，讓你學會面對飲食上的各種挑戰。我也會提供更多方法和技巧，讓你可以輕鬆地達成目標。

你目前飲食模式從何而來，要深入探究並不容易，也不輕鬆。心理狀態會影響我們對自己的看法以及與周遭環境互動的方式，包括飲食模式。但是，改變日常習慣（包括飲食）是一大挑戰。科學家明確指出，食物對大腦的健康和韌性非常重要。這是最簡單的治療法，過程完全由你所掌握。

接下來，我們要一起找出最棒的路徑，為「吃出好心情」做準備。為了增加健腦養分的攝取量，我們會仔細研究你的食物來源、偏好以及外在問題。然後，要擬定計畫，學著應對大環境的現況，最後以我們強調的原則來設計食譜。我的最終目標是讓你實現成就感、愉快地享受食物，進而增強制伏憂鬱和焦慮的能力。（圖24）

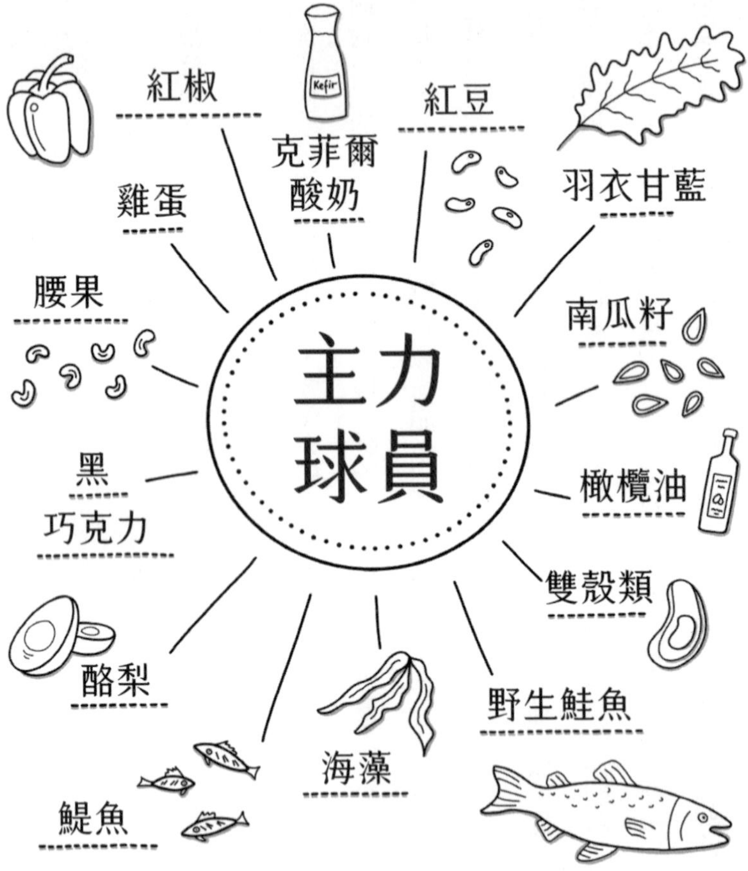

圖 24

重點提示

- 想要制伏憂鬱，光是吃單一的超級食物或添加少許營養素還不夠。想要大腦更健康，一定要多吃自然而新鮮的高營養密度原型食物。
- 爲了找出你最喜歡的食物，我們重點介紹幾個食物的類別，當中富含有益大腦的營養素。
- 擴大食物類別，就能輕鬆而簡單地找到替代方案，以增加每天需攝取的營養素。吃東西不該是件苦差事，在每個類別中挑選最吸引你的食物吧！
- 這些類別有：綠葉蔬菜、彩虹蔬果、海鮮、堅果、豆類和種籽、肉類、雞蛋和乳製品，以及微生物好菌。
- 哪些食物對健康有益，大家都知道，但過來人都懂：知易行難。唯有放下死板的飲食計畫，從食物類別下手，你才能選擇喜歡的食物來照顧身體和大腦。

PART 2

踏上療癒之路

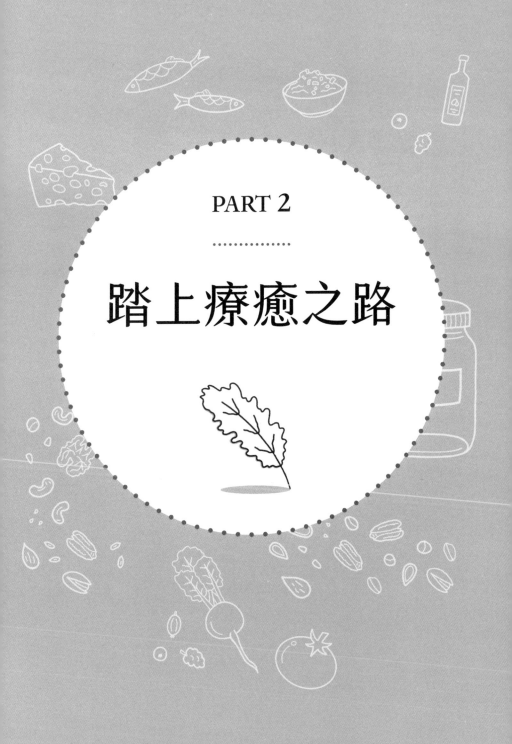

第六章

美食當前，危機重重

食物變得越來越複雜。

過去一百年來，食物的產業鏈變化這麼大。以前我們從當地農場購買新鮮食物，現在超市裡滿是預先包裝好的食品。除此之外，有種跟風式的飲食文化也滲透到社會各個層面。消費者不斷被混亂、矛盾、單一又模糊的健康訊息所轟炸，光是仔細研究它們的正確性就已充滿挑戰性，更不用說有效地用它來改變飲食習慣。

每年，都會有一種新的時尚飲食成為主流，今年的超級食物會推翻掉去年的保健之王。這些飲食法的起手式都一樣：你以前吃錯了。許多人因此憂心忡忡，擔心不知該如何吃得健康；假如自己喜歡的食物出現在NG名單上，還會感到很羞愧。

蘇珊來看診時，她對於何謂健康飲食有一套個人的見解。即使有如此堅定的想法，她也不太確定該如何滋養大腦。

「我找來各式各樣的飲食保健資料，」她說：「這個月我讀到生酮飲食的神奇療效，於是開始嘗試。後來又有專家說這對心臟有害。下個月有新書說吃素最健康；沒多久又有人提倡一六八斷食法。保持健康的說法這麼多，令人頭昏眼花。」

她說得一點都沒錯。許多人已陷入焦慮和掙扎，健康訊息又多又矛盾，他們不知該如何選擇食物，因而更加煩惱，反正怎樣都做不好。

我想再次重申，想要制伏憂鬱和焦慮，沒有所謂的絕對飲食法。每個人的情況都不同；你的人生是獨一無二的，必須找出適合自己的路。

有些人說，飲食習慣是制服憂鬱和焦慮的最大阻礙，但每個人的口味、喜好和社會背景都不同，所以有自己喜歡的食物和料理方法。有些人天生挑食、有些人在傳統的宗教家庭裡長大，所以永遠不碰某些食物。政治立場、環保觀點也會使我們接受某種飲食法。更多人是受到時間、金錢的限制，只是貪圖方便，因而擺脫不了微波食品。

蘇珊常吃雞胸肉生菜沙拉，其實是受她的價值觀和成長背景所影響。母親教她這道料理，是為了幫助她保持苗條，對她來說，瘦就是健康。為了讓她輕鬆地多吃營養豐富的食物，就要先理解她的困境，以及可能面臨的挑戰。這樣才能幫她做出改變，打破長期養成的飲食習慣。

不管你採用何種飲食規則，食物還是一樣複雜。專家或親友會向你推銷某種飲食法，或宣稱保健食品的功效有多神奇。想要滋養大腦，就不能無限度地接收健康資訊與飲食祕訣。因此，這不是一本治療書；飲食調整不是靈丹妙藥，不能取代醫師的介入措施（如談話療法或服抗憂鬱藥物）。作為治療師，我的目標是幫助患者逐步好轉，而不是追求完美。想要有實際的成果，就要先尊重自己對食物的獨特品味和價值觀，正如憂鬱和焦慮都是源於你個人特有的經歷。

因此，想要補充營養、強化大腦，合適的飲食方式有很多。我們透過ＡＦＳ中所強調的營養素以及食物類別，是為了幫助你了解能滋養大腦的基礎組件，由你自己來決定什麼最適合你。因此，你才能體會到自己的情緒及焦慮在此過程中有哪些正面而持續的變化。

各種疑難雜症

改變飲食習慣很困難，特別是身體不舒服的時候。生活有各式各樣的障礙，要用飲食來制伏憂鬱和焦慮就沒那麼容易了。在本章中，我將回答一些常見的問題，那是患者以及讀者在改變飲食時所遇到的困難。如此一來，你就能做好充分準備以開啟自己的計畫。

在下面討論的問題中，應該也有你的困境，只要能突破，你就能找到自己的方式，成為家中的營養大師。正面應對這些挑戰，就能增加信心和快樂的感覺。小小改變飲食習慣、替換一些食材，就能有效緩和情緒和焦慮的心情。

保健食品的限制

過去一百年來，美國人已習慣每天服用保健食品來增加維生素和礦物質。它當然有助於補充營養，醫師也會開立相關的藥方，但是保健食品無法取代原型食物中的營養價值。多項研究顯示，綜合維生素根本無法提供足夠的必需營養素。因此，每日服用綜合維他命算不上是改善健康的積極作為。美國預防服務工作小組（U.S. Preventive Services Task Force）是獨立運作的健康研究單位，他們在審查預防性藥物的作用與有效性後，就不建議大眾用保健食品來預防或治療疾病。

保健食品無法與食物媲美，原因有很多。首先，身體的構造就是為了從食物吸收營養。常見的礦物質像是鈣、鎂和鐵，會阻止其他礦物質由腸道進入體內。兩種以上的營養素被製作成藥丸時，身體可能無法全然吸收。

其次，存在於蔬果中的植物營養素很難濃縮到保健食品。從新鮮菠菜中獲得的蘿蔔硫素遠勝於維他命藥丸中的濃縮體。

許多保健食品的成分並不單純，會導致身體的不良反應。在美國，保健食品不需要食藥署批准，也不像藥物一樣得接受嚴格的監控或測試。多年來，許多同品牌的維生素因含鉛或鎘等重金屬，或含有會引發過敏的成分，因而被回收。每天早上服用綜合維生素很容易，但這無法為大腦提供足夠的必需營養素。

有些保健食品我也會推薦。有些人需要服用維生素D補充品，因為這方面的不足很常見，最好每年都檢測一下。多年以來，我開過的處方有鎂、聖約翰草、褪黑激素、活性葉酸等，但服用保健食品卻成效不彰的患者非常多。請記得，身體必須處理吃下的東西，人工製作的高劑量維生素、礦物質、草藥都會有其他添加物（甚至有鎘、鉛等毒素），這對肝臟和腎臟來說是種負擔。

還要補充一點，不同食物中的營養素會互補而交互作用。大自然有其運行的道理。橄欖油對大腦有益，能讓身體吸收重要的脂溶性營養素，如維生素A和茄紅素；保健食物根本無法相比擬。

不過，我偏愛食物的主要原因和樂趣有關，畢竟你無法設計出含有維生素藥丸的食譜，也不想聚餐時與朋友和家人一起品嚐高蛋白奶昔。很少有人在服用保健食品時想著：「哇，這味道太棒了！」用粉末、奶昔和藥丸來補充營養，對於你身心的滋養都很有限。

坐下來享用美食，與親友共度歡樂時光，是一種人生的享受。把食物壓縮成營養素，只會縮減社交互動，讓我們更少接觸廣泛的飲食文化。我們失去的不僅是味道，還有與朋友、家人及周遭世界聯繫的方式，也失去了與自己的連結。認識到滋養大腦的營養物質後，我們應該受到啟發，往那些充滿新鮮食物的地方去，讓身體和靈魂都感到滿足，而不是走進藥局的保健食品區。

垃圾食物偶爾吃無妨

我也愛吃甜食，但是三餐不能都是加工食品。無論如何，你都得吃正餐，所以應該先考慮營養豐富的食物，而不是會破壞健康的食物。偶爾吃一包洋芋片不會讓你得憂鬱症，但老是把微波食品或垃圾食物當作正餐，營養的缺口就會越來越大。

吃營養的食物會變胖嗎？

憂鬱、焦慮和體重的變化息息相關。有些心情不好的人會過胖，另一些人會瘦到不健康。有些治療心理疾病的藥物會讓人發胖，情緒性飲食也是。許多患者都會擔心，改變飲食模式會不會連帶影響到體重。

憂鬱症患者的體重變化原因有很多，但多半是取決於他的飲食和運動習慣。本書所提供的食譜不是用來減肥的，而是為了幫助你打造出更強大、更有韌性的大腦。許多人應用了這些食譜後，的確減輕了一些體重，但主因在於他們將加工食品換成新鮮的原型食物。

食物過敏

許多能增強大腦功能的超級食物，包括貝類、雞蛋和堅果，也都是過敏食物的榜首。接觸到這些食物時，有些人會出現輕微的皮疹或肚子不舒服，嚴重的話還會導致過敏性休克。

為了避免食物過敏的問題，所以我不推薦特定的超級食物，改以廣泛的食物類別讓讀者參考；對腰果過敏，改吃南瓜籽就好。對食物過敏的人，請多做一點功課，選擇營養成分類似的食物來代替。在此之前，請先諮詢醫師以尋求最安全的建議。

有些人的過敏問題較輕，只是吃了會感到腹脹或胃脹氣，或是感到興奮或疲倦。無論如何，吃了不舒服的東西就不要吃，這時廣泛的食物類別就能派上用場。某種食物不合口味的話，還有很多營養一樣豐富的選項。多多研究這些類別，看看哪些符合你的需求，然後選出吃起來最舒服的食物。

不喜歡吃蔬菜怎麼辦？

你並不孤單！事實上，有百分之十五的人是所謂的「超級味覺者」，他們的味蕾特別能嚐出蔬菜的苦味。幸好有很多方法可以消除苦味。我的許多患者已成功地找到多吃蔬菜的方法。

你可以多吃嫩葉蔬菜，包括深秋或初春生長的那些，因為天冷會讓它們變得更鮮甜。西洋菜、紫甘藍或紅葉萵苣比羽衣甘藍或芝麻菜更容易接受，如果你覺得味道難聞，可以添加香料，或者用洋蔥或大蒜炒蔬菜。蔬菜丟進湯中或燉菜裡，也能淡化苦味。只需要多做嘗試，就能找到最合你胃口的做法。

煮湯、燉菜或打成綠拿鐵，都可以讓營養豐富的蔬菜更加美味，即使是最挑嘴、討厭蔬菜的人，也能慢慢愛上它們。

不喜歡吃海鮮怎麼辦

許多人都討厭吃海鮮，包括我自己在內。我來自印第安納州的農場，成長過程中最常吃的海鮮是營養午餐的炸魚條，也難怪我看扁了海鮮的美味之處。

研究顯示，omega-3的攝取與大腦健康息息相關，常吃海鮮的人比較不會出現憂鬱或焦慮的問題。我必須要克服對海鮮厭惡，因為它是omega-3的主要來源。我花了一點時間嘗試各種海鮮與烹調方式，最終我成功克服了。

有些人不像我一樣受炸魚條的回憶所困，而是不喜歡海鮮的味道，尤其是它的腥味。海鮮含有豐富的多元不飽和脂肪酸，比牛肉或雞肉更容易變質，所以最好購買新鮮的海鮮。它嘗起來會有大海的味道，而不是腥味。新鮮的白肉魚吃起來會帶有醬汁及調味料的味道。

有些人喜歡鮭魚或牡蠣的味道，但覺得鯖魚的腥味的魚很重，那就不妨加薑。不要把貝類（貽貝和蛤蜊）當成底食者，它們其實是濾食性動物。貝殼能過濾海水，讓貝類採集其中的養分；這種進食方式並不會讓它們變成骯髒或不健康的食物。

有些人有宗教方面的考量，正如堅守猶太戒律的教徒不吃沒有鰭和鱗片的海鮮，像蝦、牡蠣和龍蝦。

許多患者都很擔心海鮮中的汙染物，如重金屬、汞還和塑膠微粒。大約在二十年前，科學家就發現，海洋和淡水魚的汞含量和持久性有機汙染物（如阻燃劑和塑膠）含量高得驚人。魚類和貝類由於其生理構造，會從被汙染的水中吸收並濃縮重金屬。食物中有高濃度的汞很危險，我們的確應該擔憂。由於水汙染的問題，許多魚類會吃下微小的塑膠微粒，並在體內不斷累積。一般來說，攝取體型較小的魚（如鯷魚或沙丁魚），或者享用雙殼貝類（如蛤蜊和淡菜），比較能來避免吃進汞和塑膠微粒。

海鮮這個類別的食物非常多，最適合用來拓展味蕾。盡情在餐廳品嚐海鮮，或請教當地的魚販，看看哪些種類最新鮮而美味。

吃紅肉對心臟有害嗎？

過去兩年來，大量的研究都指出紅肉對健康的影響，包括牛肉、羊肉和加工肉品，專家的共識是：紅肉與心臟病和炎症有關。還有一些研究顯示，吃大量的紅肉與罹患癌症有關。[1]長久以來，專家把這些問題歸因於肉類的飽和脂肪和膽固醇。而且，美國人還吃下大量的牛肉。

許多人還擔心吃肉對環境的影響。許多大型的畜牧業都不符合人道精神，它們生產肉品的方式不但引發了嚴重的環境問題，並導致肉中的飽和脂肪含量更高。難怪有這麼多人變成素食者，或者減少肉類的攝取量。

身為前素食主義者，我可以告訴你，吃肉也可以吃得健康、合乎道德和符合社會責任。若你有憂鬱和焦慮方面的問題，這麼做有很多好處。多項研究發現，吃素與憂鬱症狀的浮現有關，尤其是男性。在《歐洲臨床營養雜誌》（*European Journal of Clinical Nutrition*）上，有學者發表報告，說明純素食者普遍缺乏維生素 B12，而它是有益大腦的關鍵營養素，這在植物中是找不到的。

你不需要用心臟健康來換取大腦健康，也不必放棄對環境的道德原則。在飲食加入紅肉，其實有折衷的方法。首先，在挑選肉塊時請選擇草飼產品，它們的脂肪含量比穀飼肉品低，也含有更多有益健康的單元不飽和脂肪酸，包括 omega-3 和共軛亞麻油酸油脂（CLA fats）。多跟小農場購買，除了能確保肉類的品質，也能減少對環境的壓力。

重要的是，不要再把肉當作主食。負責「微笑」試驗的研究人員傑卡發現，紅肉的攝取量是關鍵，這對心臟和大腦健康的影響很大。在二〇一二年，她統計了一千名成年女性的紅肉攝取量，試著找出它與憂鬱症的關係；果然，攝取量超標的女性，較容易罹患憂鬱症。他們還發現，攝取量太低的女性也很容易心情低落。他們控制了各種變因，才得到這個結論。傑卡建議，每週的牛肉攝取量吃不要超過九百公克，這樣對大腦最有益。主食為蔬菜及穀物，再加上少許的肉，對心臟和大腦都好。

吃素也能吃得健康嗎？

沒問題！我之前說過，大腦健康可以用各種方式來促成。若想保持純素的生活方式，又要避免憂鬱和焦慮上身，只需挑選含有健腦營養素的食物就可以了，像是多元不飽和脂肪酸和維生素B12。雖然從海鮮或肉類攝取它們比較快，但也絕非沒有替代選項。

紫菜可以增加B12，這種紫色的海底植物可以在乾貨行買到。日本羽衣學園短期大學的研究人員讓缺乏B12的老鼠吃這種超級食物後，健康便有顯著的改善。[2]這些正面的效果不僅限於嚙齒動物。日本鳥取大學的研究人員發現，對於不想吃肉的人來說，紫菜是獲得必需營養素（從維生素B12到鐵）的重要來源。[3]

雞肉與雞蛋的營養價值有多高？

許多人以雞肉作為蛋白質的主要來源。雞肉用途廣泛、味道鮮美，口感比牛肉輕爽。一份雞胸肉可提供每日所需一半的維生素B6和硒，但它沒有紅肉那麼營養。

至於雞蛋，以前大家認為雞蛋的膽固醇含量太高，為了健康，攝取量應該有所節制。不過，雞蛋真的是完美的健腦食物，富含維生素B6、B12和葉酸，也富含維生素D、還含有鎂、鋅和鐵。雞蛋也是絕佳的蛋白質來源，含有大腦所需的omega-3。它是營養之王，是制伏憂鬱和焦慮的重要幫手。

雞蛋含有膽鹼，是維生素B群的一員，有助於預防和控制焦慮症狀。髓磷脂、大腦絕緣物質以及神經傳導物質是學習力和記憶力的關鍵，而它們的成分都來自於雞蛋。

至於膽固醇的問題，雞蛋不像以前人所認為的那樣危險。第一，雖然雞蛋含有大量的膽固醇，但大部分不會被身體吸收。除非你每天煎幾十顆雞蛋吃，否則在早餐或下午吃一顆雞蛋，對血脂不會造成負面影響。

像紅肉一樣，有些人認為雞蛋的生產過程不道德。不過，一定有辦法能兼顧健康和環境永續，超市貨架上有很多雞蛋可供選擇：A級蛋、放牧蛋、有機蛋、動福蛋，營養價值都比籠飼蛋高，包括有更多的omega-3，有助於促進大腦的健康。

乳製品健康嗎？

牛奶、乳酪和奶油是健康專家爭論不休的食物。近年來，專家都在大聲疾呼，乳製品充滿了會導致心臟病的壞飽和脂肪。

我再強調一次，脂肪不是敵人，而是促進大腦健康的關鍵角色。乳製品富含多種脂肪，有助於保持腦細胞處在最佳狀態；草飼牛、羊的乳製品更好。

加工過的乳產品特別吸引人，從小我們就喜歡這些包裝精美、充滿氫化油、人工色素和調味香料的零食。坦白說，它們離真正的乳酪還很遠。乳製品種類繁多，除了牛奶之外，何不試試羊乳酪或綿羊起司？去逛逛小農市集，與酪農聊一聊有哪些新鮮而有趣的產品。

乳製品也是很好的發酵食品，優格和克菲爾酸奶可促進微生物群生長，對大腦很有益。有乳糖不耐症的話，發酵乳製品是個好選擇，因為它的乳糖較少，更容易消化。但請多留意這些產品的標籤，許多受歡迎的優格只不過是包裝精美的含糖飲料。最好買原味且全脂的優格，然後加點莓果、蜂蜜或黑巧克力來增添甜味。

萬惡糖爲首

關於糖分的危險性，近來媒體有大量的討論，這是有理可循的。根據美國心臟協會的建議，每日能攝取的人工糖分應在六至九茶匙之間，而美國人每天攝取約二十二茶匙。[4]這個數字非常驚人，但大多數人都沒有意識到，每天喝個一杯含糖飲料就會爆表。

英國官方的白廳研究（Whitehall Study）已指出，攝取大量糖分的人罹患心理疾病的風險更高。[5]許多市售的食品都含有大量的糖分，就算是所謂的「健康」或「有機」產品也不例外。在制伏憂鬱和焦慮的路上，請記住，過多的糖會造成反效果。

市面上有很多糖的代替品，如怡口（Equal）、紐特代糖（NutraSweet）。提醒大家，長期食用會讓味覺麻痺，它能騙過味蕾，但騙不了大腦。因此，若你喝下太多無糖可樂，就會越來越渴望甜味，進而攝入更多無用的熱量。

對於糖和碳水化合物的迷戀是很自然的，但碳水化合物也有健康的。許多蔬果和全穀物都屬於慢速的碳水化合物，下次想吃零食的時候，不妨換個選擇。

一六八斷食或生酮飲食？

從許多名人的親身體驗來看，這兩種飲食方式對心理健康有些益處。從動物實驗看來，間歇性斷食或每天禁食十六小時，有助於保護大腦免受各種壓力源的影響（小至氧化壓力大至中風）。

同樣，生酮飲食著重於高蛋白、高脂肪，讓身體燃燒脂肪而非碳水化合物，也有助於優化大腦功能。這兩種飲食法愈來愈受到歡迎，我也有一些患者因此受益，但人體研究的範圍跟時間還不夠廣，所得的數據很有限。

不過，生酮飲食很難執行，唯有攝入比例精準的蛋白質與碳水化合物，才能誘發輕微的酮症。對於受困於憂鬱或焦慮症狀的人來說，嘗試間歇性斷食更是種負擔。如果你對這方面的飲食法感興趣，請先諮詢專業的營養師或醫師，才能以安全而健康的方式進行。

焦慮就不要喝太多咖啡

現代人每天早上都得靠咖啡因才能清醒過來。不過，既然你都開始嘗試不同種類的蔬果，那麼早晨的提神飲料也能換一種。市面上有許多好喝的綠茶和紅茶，你應該會愛上其中一種，何不偶爾替換一下呢？茶對健康有很多好處，它含有豐富的抗氧化物和多酚，而且咖啡因往往低於咖啡。

若你很容易焦慮，那最好多審視自己的咖啡因攝取量。一小杯咖啡之所以能提神，因為它是一種興奮劑，但喝太多的話會更令人心急，甚至導致焦慮症。為了改善焦慮症狀，最好改喝草本茶等不含咖啡因的飲料。

無麩質飲食的好處

美國有百分之一的人患有乳糜瀉，這是一種遺傳性自體免疫疾病：當小腸要消化麩質時，免疾系統就會攻擊小腸。麩質是小麥、黑麥和大麥內含蛋白質混合物。長期以來，這種疾病少為人知，也很難診斷出來，直到近年才受到關注。

此外，每年有二十萬人被診斷出對麩質過敏，雖然他們對蛋白質的免疫反應並不嚴重，不過麵包還是很容易令他們腸道發炎，進而引起腹瀉、脹氣或疲勞等症狀。對麩質敏感的人還會有皮疹、頭痛、關節痛、情緒起伏等問題，這些症狀反覆無常，長久下來會讓人的健康大打折扣，因此最好採用無麩質的食品或穀物。

對於大多數人來說，麩質不是造成憂鬱和焦慮的根本原因，但不吃這些食物也有好處，因為義大利麵、麵包、餅乾都是低營養成分的熱量。你最了解自己的身體，也許小麥不適合你，但沒關係，世上還有很多很棒的穀物，而且完全不含麩質。米、藜麥、莧籽、燕麥、蕎麥都是不錯的選擇，它們的營養價值極高，即使你沒有麩質不耐症，也可以多吃。

當然，我們偶爾還是會想吃麵包，現在要找到用全穀物、堅果或種籽製作的手工麵包很容易。酸種麵包也很棒，其獨特的風味來自於麵團的發酵過程；它有助於餵養微生物群中的好菌。不如放棄白麵包，因為世上還有很多對大腦有益的穀物食品。

口袋不夠深怎麼辦？

在超市裡，大多數以健康為名的商品都要多貴個幾十塊。然而，想要強健大腦不需要多花錢。還記得「微笑」實驗嗎？研究人員發現，有益情緒的食物類別，像是綠葉蔬菜和彩虹蔬果，價格都很實惠，只需要幾十塊，就能買到足夠的份量，在冰箱內保存一週都沒問題。預先包裝好的冷藏或微波食品價格就貴得多了。傑卡的研究團隊統計了健康飲食的成本，他們發現，參與者每週可以省下約五百塊的採買費。

「有益大腦的食物實際上非常便宜，」傑卡說：「我們進行成本分析，詳細查看每個人在食物上的花費。事實上，他們在參加研究前的飲食費用遠高於我們的規劃。因此，我們的提案不僅有益健康，而且還更便宜。」

價格的確是個考量，尤其是新鮮的農產品保存期限比較短。但至少全穀物、乳酪、堅果和豆類等保存期比較長，整批購買又比較便宜。善加利用每分錢，在大賣場也能買到健康。

多做準備也能省錢。提前擬好一週菜單，食材分批烹飪，就不會浪費這些新鮮蔬果。

除了去超市，跟在地小農買也能省錢。加入社區協力農業，就能以合理的價格定期獲得一大箱新鮮蔬果。和朋友或家人一同參與，就能得到更實惠的價值，還有機會買到廉價的ＮＧ商品；這些蔬果賣相不好，但同樣新鮮、健康和美味。

多花點心思，就可以在預算內用飲食來制伏憂鬱和焦慮。替換不同的食材、改變調理方式，伙食費就應該不至於太高。

準備出發

食物很複雜，但只要調整飲食，就能改善心理健康，而求助的管道也很多。進入下一章前，先花時間想一下，你在選擇食物時會遇到哪些問題，而你目前的飲食模式是如何建立的。包括飲食習慣在內，憂鬱和焦慮會改變我們對待自己及周遭環境的方式。但對這個議題你無需恐懼或感到羞愧，否則就會越陷越深。

為了克服憂鬱和焦慮，你得先了解不同的食物類別，並仔細評估自己目前的狀態，以及想要達成的目標。接下來，我們將花時間研究你跟食物的關係，包括你選擇食物的動機。在這個學習過程中，你就能做出持續而正向的改變，讓大腦更加健康！（圖25）

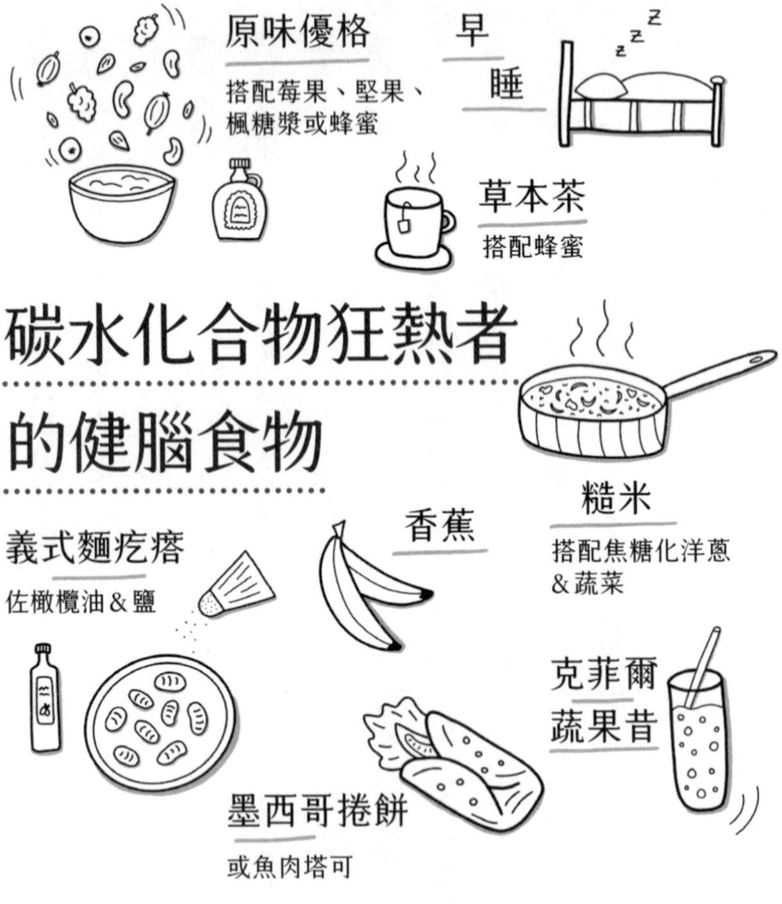
原味優格
搭配莓果、堅果、
楓糖漿或蜂蜜
早
睡
草本茶
搭配蜂蜜
碳水化合物狂熱者
的健腦食物
糙米
搭配焦糖化洋蔥
&蔬菜
香蕉
義式麵疙瘩
佐橄欖油&鹽
克菲爾
蔬果昔
墨西哥捲餅
或魚肉塔可

圖 25

重點提示

- 食物很複雜。應該要吃什麼，每天都有不同的說法。消費者不斷受到混亂、矛盾、單一又不精確的資訊所轟炸。不過，有益於心理健康的食物搭配方式很多，沒有所謂的正確解答。
- 開啟飲食計畫前，多了解自己的困難之處，包括挑選健腦食物時會面臨到的難題。
- 常見問題非常多：保健食品的缺點、食物過敏、海鮮中的汙染物、肉類對心血管的危害、萬惡的糖、斷食是否適宜、咖啡因過量以及伙食費的高低等。

第七章

改變飲食模式從回顧人生開始

你與食物的關係

過去十年來，我治療憂鬱症的實務徹底改變了。愈來愈多的研究顯示，食物也是處方，有助於促進大腦健康，並維持穩定的心理狀態。我不斷地找新方法來應用這些知識。患者在改變飲食的過程中，會面臨許多挑戰，他們需要與人討論，才能有前進的方針。

作為醫師，我要幫你跟食物建立更快樂、更營養的關係，而不是簡單叫你「吃得健康點」或要你在三明治中加羽衣甘藍。重要的是，你得多花時間思考與成長，才能選擇更多健康且營養的食物。你需要知識、能力和信心，才能用飲食來制伏憂鬱和焦慮。因此，我才在紐約市創立了大腦食物診所（Brain Food Clinic）。我要結合營養學、精神醫學與心理治療，以幫助人們擁有更快樂、更充實的生活。

在上個章節，我列出了一些患者和讀者常提出的問題。選擇正確的食物來滋養大腦非常重要。食物本來就很複雜，然而，工業文明把食物變得很難解了。你在改變飲食習慣時，應該會遇到許多障礙，無論如何，都要花時間仔細評估你與食物的關係，以更加了解它對你的意義。這一樣來，你才能找到明確的方法，並設定具體而持久的目標。改變的力量都在你手上。

展開治療後，我會和專業的社工師艾克莉夫（Samantha Elkrief）一起合作，來評估患者的生活習慣。在進行綜合的觀察與評估後，我們會提出適當的治療計畫。我們會深入檢視患者的飲食模式，找出他們最喜歡的食物，並請他們做出微小而正面的改變。

「人們大多知道吃什麼食物對大腦有益，但真要改變飲食習慣，包括戒掉零食，卻又是難上加難，」艾克莉夫說：「他們都不知道問題出在哪。這時，我們得適時發問，讓他們去反思自己的飲食模式以及弱點。這就是綜合評估的重要性。」

不過，想要獲得這些洞見，你無需來紐約一趟，只要回答一些簡單的問題，就能自行完成評估。

請記住，這些問題不是為了評斷或羞辱你。我們不會讓你感到難受，或讓你覺得困難重重。恰好相反，探索你與食物的關係，就能向前邁出一小步；重點是進步，而不是完美。找出你飲食上的問題和阻礙，接著擬定方法、激發動力，就能有所改變並持之以恆。

其實，人們大都知道自己在飲食方面需要改進的地方，所以請相信你的直覺。然而，有些難處比較不容易察覺，所以我們才需要坐下來想一想。只要找到問題的癥結，後面的計畫就能執行得更順暢。

食物很複雜，但評估很簡單，只需誠實地自問自答，詳細記錄每天吃了什麼，想法就會有所轉變。然後，你就更能找到適合自己的飲食模式，以及需要調整的部分。多多充實自己，並訂定小而具體的目標，就能漸漸看到成果。記住：追求進步，而不是完美。每一次吃飯、夾起每一口食物，都是制伏憂鬱和焦慮的契機。

基本的自我提問

在你展開後續的飲食計畫時，先想想你為何會閱讀這本書。在精神醫學領域中，這些動機或出發點被稱為患者的「主訴」：

- 你或親友是否患有憂鬱症或焦慮症？
- 主要症狀是什麼？
- 想要找到方法預防或控制它們？
- 你擔心自己的心理健康嗎？從什麼時候開始的？
- 你有什麼煩惱，並因此想有所改變？
- 如果食物能改善情緒，你覺得方式為何？

還記得彼得嗎？這個二十多歲的青年長年受憂鬱症所苦。從表面上看來，彼得的煩惱是失業加上回家與父母同住，無所作為令他感到挫折又沮喪。但事實上，彼得打從內在感到痛苦，才會來找我治療。正如他所說的，他一直感到沮喪和死氣沉沉。他的首要目標是恢復活力，從過去的興趣中找回快樂，或至少也要擺脫憂鬱的心情。

「我對任何事情都提不起勁，」他說：「有時候會覺得，那些興趣一點意義都沒有。我希望可以改變這個情況。」

有些人像彼得一樣，希望找能回能量和活力；有些人是想讓家人吃得更健康。在設定飲食計畫並拓展食物類別時，總會面臨到一些挑戰，只要找到出發點，設定階段性的目標與策略，就能找出潛在的障礙。

你和食物的關係

有些人小時候是「清盤俱樂部」的一員，絕不會浪費食物，每餐都要吃飽才會覺得滿足。飲食模式與成長背景有密切關聯，有些人的療癒感是來自於吃一大碗義大利麵或剛出爐的蛋糕；有些人的父母手藝都很好，所以不習慣吃外食；有些人的父母是上班族，所以他們從小時都得自理餐點，對於如何操作微波爐瞭若指掌。每個人與食物的關係都不同，獲取營養的方式也不同。

前面提到，蘇珊從小就開始吃萵苣沙拉，母親說這很健康，還可以控制體重。談到她與食物的關係，她才意識到從小她的選擇都受到限制，並不時感到焦慮和擔憂。她始終執著於「正確的飲食方式」，而且不斷責怪自己吃錯了。深入討論後，我才發現，原來蘇珊的母親不下廚，蘇珊也不喜歡花時間做飯，就算是基本的炒菜與煎蛋，她也沒自信能做好。

「老實說，我們常常叫外送，也會吃微波食品。我切菜的功夫還不差，」她說：「但其他的我就不會了。」

了解她與食物的關係後，我請蘇珊試著製作簡單的料理。很輕鬆，不需要精湛的廚藝，只要將蔬果和克菲爾酸奶放入果汁機，就能打出一杯營養豐富的綠拿鐵；

水煮蛋也是一道簡單又營養的料理。既然蘇珊會切菜，就能學著做富含葉酸的青醬，她和家人一定會喜歡。

思索與食物的關係，想想以下的問題；花時間把答案寫下更好，這樣思緒會更清晰：

- 成長過程中都吃哪些食物？
- 家人會一起吃飯嗎？這對你有什麼樣的意義？
- 家人會準備哪些食物？你會一起做菜嗎？
- 今天的餐點是從哪裡來的？公司提供的？自己買的？還是家人替你準備的？
- 喜歡下廚嗎？
- 去餐廳吃飯的感覺如何？
- 你多常做飯，或是以外食為主？

- 最常吃的食物是什麼？哪些讓你感到滿足？哪些讓你心情放鬆？
- 在超市買新鮮食品的感覺如何？
- 你的廚藝如何？
- 想要改善自己和食物的關係嗎？你想提升的廚藝是哪一項？

經由這樣的反思，我們就更能理解，這些經歷與習慣如何影響你與食物的關係。你也許會發現，自己在選擇食物時有一些盲點，並找到改變的契機。

回顧過去的經歷，就能知道哪些情況會令你感到自在。有人從小就吃很多不同類型的食物，所以更勇於嘗試新事物。有些人從小就吃特定而單一的料理，就不會意識到這些食材有其他更美味的烹飪法。有些人從小吃的蔬菜都是冷凍的三色豆，但吃過美味的烤球芽甘藍後，才真心愛上蔬菜。了解自己成長背景，就能找到盲點並開啟改變的契機。你會更有信心去一步步前進，相信自己終能擺脫陰霾。

飲食日誌的好處

問問自己以下問題：

- 早餐都吃什麼？
- 午餐都吃什麼？
- 晚餐都吃什麼？
- 吃零食嗎？有哪些特別喜歡？
- 你習慣少量多餐？還是每餐都要吃到飽？
- 最喜歡的食物為何？
- 不敢吃、討厭的食物為何？
- 最常喝的飲料為何？
- 對哪些食物過敏嗎？
- 最常吃的食物類別為何？有不曾接觸過的嗎？

很多人都覺得這些問題不難，但從我的實務經驗來看，光靠回想，一定看不出來自己的生活模式與障礙。我衷心建議，至少用一週時間記錄所吃的一切，包括攝取量和進食方式；除了筆記本外，現在還有許多很棒的飲食記錄APP。無論要用什麼媒介，只要方便並持之以恆就好。

誠實地記下正餐與點心的內容以及享用的時間，透過全面的記錄，就可以看出哪些環節需要調整。這不是用來責怪自己的飲食習慣，只是要讓自己明白目前的狀態。我們在實務中發現，這樣簡單的食物日誌有助於患者去了解自己的飲食習慣。此外，我們還在日誌中納入睡眠情況、情緒和焦慮程度。

花時間記下每天吃的食物，一週後，你就能看出自己的飲食模式。比方說，午後感到昏昏欲睡時，就會想吃洋芋片或甜食，這時不妨改變做法，用堅果或水果來取代。有些人上班前會匆忙地在車站買甜甜圈裹腹；不妨在前一晚煮好水煮蛋，趕車時就能找機會補充蛋白質。

有些人看了一週的記錄後，發現自己超愛義大利麵，覺得吃起來很療癒。這不是壞事！每個人都有喜歡的食物，不過只要做點小改變就好，比方加一份沙拉，或是改點對大腦有益的鮭魚義大利麵。每餐都很重要，考慮後再用餐也不遲。

除了需要改進的地方，透過飲食日誌，你也能看出自己做了哪些有效的改變，成功地透過飲食來化解憂鬱和焦慮。

「患者在寫了幾週的日誌後會突然發現，原來自己已吃了那麼多蔬菜。要不是寫下來，他們也不會意識到，自己所吃的食物已經更加多元了，」艾克莉夫說：「陷入憂鬱或焦慮情緒時，我們都會覺得自己什麼事情都做不好，但是透過飲食日誌，就能看到已達成的階段性目標，更加理解自己的進步程度。」（圖26）

不忘初心

現在，你已經找到問題的核心，包括與食物的關係以及飲食模式。接下來要繼續探索，驅使你想改變的動機為何？

心理學家經常談到內在和外在動機，前者是考量對自己有益的，而外在動機則

食物日誌

日期	早餐	午餐	晚餐
正餐			
點心			
咖啡因攝取量			
酒精攝取量			

情緒：1 2 3 4 5 6 7 8 9 10

睡眠品質

焦慮感

低 高

圖 26

是為了逃避懲罰或獲得獎勵。

問問自己，為什麼你要想改變飲食來制伏憂鬱和焦慮？你最終的目標是什麼？這過程並不容易，困難處我們談得夠多了，專家也證實它的成效。不過，唯有發自內在地想要成功、想為自己做點什麼事，動力才會更強大。

「改變習慣真的很困難，會令人感到氣餒，」艾克莉夫說：「所以要時時掌握自己的感覺，想起自己的初心與目標。唯有保持信念、找到這個目標與你的連結和價值，你才能堅持下去，做出長期的改變，感到有所連結。因此，瞭解自己的出發點，勇敢面對生活中的焦慮或憂鬱心情，就能走回正確的道路。」

無論你的動機是什麼，你都會希望它夠強大，能帶你越過面前的挑戰。即使走錯一步，你還是能憑著這股信念繼續前進，新的任務總是有許多未知數。

我的目標是幫助人們找到進步的方法。有些患者一開始就宣稱要徹底改變飲食習慣，但這是不切實際的目標。一步一步來，讓學習曲線逐步上升。有足夠的動力，才能在面對困難或犯錯時不輕言放棄，並繼續嘗試新方法。

在學習過程中，要保有開放的心，錯誤發生時，不要當成是任務失敗。我在飲食方面也犯過許多錯誤。我一開始烹煮海鮮時，嘗試過各種詭異的調味方法，還把魚片弄得太熟。我第一次做鹽鱈魚油炸餡餅（Bacalao Fritters）時，魚腥味太重了，彷彿以前學生餐廳的做法。這些失誤帶來寶貴的經驗和信心。我喜歡烹煮海鮮，也喜歡看家人吃得開心。在不斷的嘗試後，就知道如何把海鮮放進每週的菜單。犯下這麼多錯誤，我才有所學習，接下來就換你去體驗了。

「聰明」目標設定法

正如艾克莉夫所說，想要制伏憂鬱和焦慮，不需徹底翻轉飲食習慣，這目標並不實際。只要做出些微而持續的改變，嘗試多種營養豐富的食物，就能讓大腦進入生長狀態。請記得，萬里始於足下，改變飲食就從下一餐開始。

管理專家會用「聰明」（SMART）原則來提升績效。設定目標時，要以下列五個原則來制定目標：明確（Specific）、可衡量（Measurable）、可達成（Achievable）、可實現（Realistic）和及時（Timely）。[1] 改變飲食習慣也一樣，完成自我評估、擬好步驟，你就能找到自己的「聰明」目標。

有些人做完評估後，發現早餐吃得太油膩，而且三餐蔬菜都吃得太少，這時就知道從何處著手改善。星期一的早餐，蔬果奶昔；星期三的晚餐，蔬菜歐姆蛋；星期五晚餐，清炒蔬菜義大利麵。這些目標具體、可衡量、可達成、可實現並能及時完成，輕鬆就可以完成。此外，你還能從中獲得相關的知識、能力和信心，最終把蔬菜變為飲食的核心。

找到改變的契機後，就從小而具體的目標開始行動；達成目標時，也不忘好好慶祝一下。陷入焦慮或憂鬱時，我們很容易忽略這些微小的成果，因此要多多提醒與鼓勵自己，以訓練大腦的正面觀察力，並讓自己繼續做出積極的改變。

食物很複雜，但想吃出好心情並不難，你不需要戒掉喜歡的食物，也不需要看完一整本的健腦食譜。你只需要擬定方針，將營養豐富的食物加到日常飲食。設定可行的階段性目標，慢慢累積小小的成就。很快，等到基礎打好，你就能做出更有創意、更持久的改變，進而化解你的情緒問題。

力量在你手中

艾克莉夫和我都了解到，要建立健康的飲食習慣，光是閱讀食譜和營養學還不夠。我們要學會觀察自己與食物的關係，包括飲食模式、內心的障礙和動機等，如果沒有這些資訊，就很難制定階段性的小目標，進而吃得快樂、吃得營養。唯有長期累積小成果，才能帶來更大的勝利；不斷培養覺察力，才能面對各項挑戰。

請記住，沒有所謂單一而絕對的飲食計畫，也無須強迫自己遵守飲食規則。了解自己的生活習慣，才能在復原的路上給自己多一些關懷和同理。

有些人需要一年半載才會有所進展；有些人在一週內就做了各種嘗試，生活搞得一團亂。無論如何，這都是療癒的過程，無論你如何安排計畫、犯下哪些錯誤，都沒關係，你都有機會重新嘗試。多花時間去思考自己的美味人生，以及潛在的各種挑戰，就能有更多準備去實現目標。覺察力提升後，你會更了解自己與食物的關係，並且更有力量和自信，大腦也能獲得所需的營養。打好這些基礎，你就能用飲食來制伏憂鬱和焦慮。

重點提示

- 爲什麼你想改變飲食習慣？你是否在擔心自己或家人的心理健康？
- 檢視你與食物的關係，包括在成長過程中都吃些什麼。喜歡下廚嗎？最常吃的食物是什麼？
- 寫下一週的食物日誌，以便了解自己的飲食模式。三餐的內容、何時想吃零食或暴飲暴食、是否有焦慮的情緒……都可以記錄下來。
- 以「聰明」原則來制定具體、可衡量、可達成、可實現和及時的目標。每週立下階段性的目標，獲得小小的成果，長期下來，就能取得更大的勝利。

• 請記住，你有力量掌握自己的飲食模式，所以不需要遵守嚴格的飲食計畫或規則。多花時間了解自己生活的背景和習慣，就會更有信心迎接挑戰。

第八章
廚房

為了心理健康，你需要有個好廚房

紐約洋基隊傳奇鐵捕尤吉·貝拉（Yogi Berra）曾經打趣說：「比賽有百分之九十是取決於心理因素。」同樣的道理也可應用在設定及達成其他生活目標。想要改變飲食習慣，在心理層面也要妥善做好準備。現代人飲食上的挑戰很多，你得先評估自己的飲食習慣，探討自己為何不吃有益大腦的食物。找到問題的癥結後，就先少量更換健康的食材，讓三餐變得更加營養。

下一個步驟，將廚房打造成實用而溫暖的工作空間。有些人不知道該如何採買和準備食物，所以很難幫大腦補充營養，有些人則是廚藝不佳而感到害怕。許多患者都堅信自己不會做飯，但經過一點時間和練習後，每個都變成料理高手。簡單地說，擁有正確的心態，再加上基本的工具和食材，設定飲食計畫和烹飪時就會更有效率。為了促進心理健康，不妨打造一個溫暖的廚房，輕鬆地用各種食材來調理你喜歡的食物。

在本章中，我會重點介紹各種工具、香料和技術，好讓你提升做菜的效率，並順利執行飲食計畫。此後，你就能安心地享受做菜的時光，進而長期維護你的心理健康；也許你會受到鼓勵，而不斷嘗試新的料理方式。

沒有吃有益大腦的食物，原因有很多，撰寫飲食日誌時，你就會發現一些端倪，也許是生活太忙碌、沒有時間下廚，也許你害怕把菜燒焦，又也許你住的地方太遠，要購買新鮮蔬果比較困難。

當然，經濟也是要考慮的因素，想要花少錢又吃得健康其實並不容易。對於陷入情緒問題或生活陷入低潮的人，更難提起精神做菜。不管你的困難是什麼，記得鐵捕貝拉的名言，要好好照顧自己的心理狀態，並設置合適的烹飪空間，之後你就可以展開全新的飲食計畫。讓我們動起來吧！

每天十分鐘，慢慢整理廚房

觀察目前的廚房擺設是第一要務，包括盤點櫥櫃和儲藏櫃的物品和食物，包括最常吃的零食。冰箱門上有什麼、抽屜裡有哪些餐具和器具？哪些工具常用、哪些長灰塵？家電還老舊嗎？香料放在爐子附近嗎？

重新整理廚房，確認必備的用品，清除掉不需要的。這份差事就像去繳稅一樣難熬，打造好用的工作空間，才能邁向成功。冰箱裡面那些神祕的剩菜丟掉吧，它們可能變質了，多放些莓果、蔬菜和海鮮比較重要。

洋芋片等零食通常會霸佔櫥櫃中最好拿的位置，不如改放堅果等健康好物，用它們來解嘴饞，就可以慢慢戒掉零食。整理廚房，打造實用的空間，飲食計畫才更容易執行。

無需感到有壓力，不必一下子做完所有事情。每天花個十分鐘清理一下。比方說，第一天先扔掉冰箱裡放太久的食物；第二天，清理抽屜的雜物，並找出常用的廚房用具；第三天，清點儲藏室；第四天，整理調味料。只要短短一週，就能強化廚房的功能，更能夠吃出好心情。

千里之行始於足下，你不需要寬敞的廚房或成堆的工具，實用是第一原則。整理當前的物品，需要的時候就能輕鬆找到。打造實用的烹調空間，就是制伏憂鬱和焦慮的第一步。基本的工具、新鮮的食材、美味的香料再加上積極的想法，就能創造更多營養的食物。

工欲善其事，必先利其器

擁有合適的廚房料理組，就能更有效地用飲食來制伏憂鬱和焦慮。接著，我將重點介紹實用的工具。廚房內不需要應有盡有，只需要一把好用的刀、金屬瀝水籃、砧板、平底鍋、煎鍋就可以了。更重要的是，你真的想要多吃有益大腦的食物。

若你能持續下去，企圖心也增加，就可以多買用具，以便創造更多樣的料理。

以下是我們推薦的廚房工具：

多功能料理夾

可輕鬆拆卸的料理夾是製作沙拉、清炒青菜的利器。它可放入洗碗機清洗。有了料裡夾，就能在烤箱、平底鍋或烤架上拌炒、翻轉與夾取食物。

砧板

砧板的選擇很簡單。我喜歡木頭的質感和外觀，但塑膠砧板比較便宜，可以保持檯面上的清潔，還可以放進洗碗機。無論你的菜單上有什麼，多準備幾塊砧板，處理食材就能更輕鬆。習慣用木製砧板也沒關係，它也一樣好用。

削皮器

有把好的刨刀，削馬鈴薯、紅蘿蔔以及厚皮水果就更輕鬆了，還可以製作櫛瓜麵，削冰奶油或乳酪。為了保護刀片，最好用溫水和肥皂手洗。

刀具

菜刀的價位有很多，關鍵是找到你喜歡的款式，才會經常使用並保持鋒利。水果刀、二十公分的主廚刀和二十五公分的鋸齒麵包刀都非常好用。有合適的刀具，就可以像大廚一樣切碎、剁碎、切丁和切片。此外，刀刃要持久耐用的話，請務必用手洗。

牡蠣刀

這種特殊造型的刀具是用來取出牡蠣或其他貝類。有了這種好握的刀，就不用冒著受傷的風險徒手剝殼。

刨絲器

有刨絲器或刨絲刀，才能輕鬆地磨碎大蒜、起司或柑橘皮。它們可放到洗碗機清洗。

不鏽鋼瀝水籃

這是我在廚房最常用的器具，清洗水果、蔬菜和煮義大利麵都會用到。用上手後，你會納悶以前沒有它是怎麼生活的。

料理剪刀

有了它，就可以輕鬆剪下新鮮香草或雞胸肉。有些剪刀可以放入洗碗機清洗，甚至拆開來清理。

食物調理機

有了它，切碎、切塊或攪拌食材就更快了。馬力強大的調理機真是廚房的利器。市面上還有迷你的攪拌機（單人份）、攪拌棒（直接在鍋裡或罐子混合食材或打果汁）和食物處理器（切片、切丁和切絲專用），但多功能的調理機可以包辦一切。Vitamix、Blendtec的調理機價格較昂貴，但也有較低價位的選項。在預算內買一台持久、耐用、強力的調理機，製作湯品、奶昔和醬汁就會更方便。

不鏽鋼煎鍋

市面上有各式各樣的煎鍋，但只要有一大一小的不鏽鋼煎鍋，就能做出快炒、乾煎和紅燒的料理。接下來可購買鑄鐵鍋，但要多花時間養鍋和清潔。它可以放在火爐上，也可以放進烤箱。

烤盤

除了做餅乾，烤盤也可以用來做一般的鹹食。不鏽鋼的烤盤很便宜，清理也很方便，丟進洗碗機裡就好了。

慢燉鍋、電鍋和溫控智慧萬用鍋

每個家庭都有一台萬用鍋。精密的慢燉鍋取代了傳統的燉鍋、壓力鍋、電鍋、蒸鍋和氣炸鍋。將食材丟進去，它就會迅速而可靠地完成剩下的工作。慢燉鍋是我最喜歡的工具，尤其是烹調穀物時。在寒冷的冬日，我們也能輕鬆地用它來熬煮蔬菜湯或燉菜。

玻璃容器

許多人喜歡用不透明的塑膠保鮮盒，但我還是建議使用玻璃容器。首先，放在冰箱或冷凍庫內，你可以清楚看到內容物。它比塑膠容器更能保溫，也可避免不好的化學物質浸入你的食物中。(圖27)

家中建議存放食物

準備好工具後，就要想想如何儲存食物。現代人的櫥櫃裡塞滿了含糖的加工產

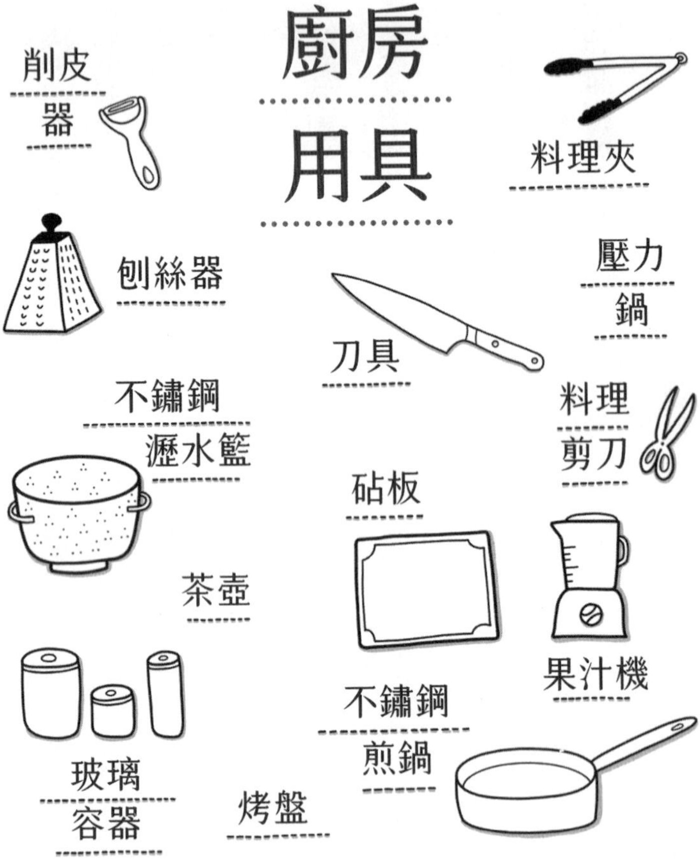

圖 27

品，根本沒地方放營養食物來促進大腦生長。用穀物、豆類等新鮮或冷凍的食材來取代這些垃圾食品，大腦才會更健康。

穀物

大家都愛吃吐司，但偶爾改吃穀物製品，不但能獲得活力，又能吸收到多樣植物營養素。白麵包和義大利麵是用精製麵粉製成的，最好換成複雜的碳水化合物（如穀物製品）。這不但可以滿足你對碳水化合物的渴望，又能讓你吸收到有益大腦的營養素。

- **米：**許多文化都把稻米作為基本食材。它用途廣泛，又很美味。大家都習慣吃去掉外層的白米，但保留粗糙外層的棕色或黑色米有更高的營養價值，包括大腦必需的維生素Ｂ１（硫胺素）。在萬用鍋或電鍋烹煮健康的穀物，並搭配蔬菜、蔬果和鮭魚，就可以簡單地做出美味又營養的料理，比如泡菜拌飯。

- **藜麥和莧籽**：這兩種準穀物過去幾年來十分受歡迎，它們是阿茲提克人的主要糧食，含有高單位的蛋白質和單元不飽和脂肪酸，以及有益大腦的多種維生素、礦物質和植物營養素。除此之外，它們調理起來都十分方便。
- **鋼切燕麥**：燕麥可說是對大腦最健康的穀物，這種慢速燃燒的碳水化合物最適合當早餐，能提供滿滿的活力。它還含有重要的植物營養素和膽鹼（有助於減輕焦慮的維生素B群）。請注意，不要選擇常見的即溶燕麥，它們都加了太多糖。最好自己煮鋼切燕麥，再用蜂蜜、莓果或黑巧克力來調味。除此之外，試試看在炒蛋中加入燕麥、切達起司和蝦夷蔥。
- **小米**：它含有大量的蛋白質和纖維，還富含鎂和多酚。狐尾粟還含有鈣！美國人比較不吃小米，但它可是全球產量第六大的穀物。只要搭配一些蔬果，就能用小米輕鬆完成有益大腦的一餐。

豆類

想要每餐多點營養，最好又最經濟的方法，就是加入豆子。鷹嘴豆、扁豆和腰豆都是熱門選擇，它們內含獨特的植物性蛋白質、植物營養素、礦物質和必需的維生素B群，營養價值很驚人。花一點錢就可以買到各種豆類來補充營養素，讓大腦發揮最佳作用。

香草

香草可以增加餐點的風味，還可以添加額外的植物營養素。在下一章的食譜中，我會列出香草與食物的搭配法，試試看也無妨。如何使用香草刺激味蕾又吃得健康，以下是我的一些想法。

- **羅勒：**美味的羅勒有很多種，包括義式甜羅勒和九層塔。這種香草與番茄、櫛瓜這類含水量高的蔬果很搭，跟乳酪也很合，還可以為白魚、雞肉和蝦增添美味。

- **蝦夷蔥**：這是一種特殊的洋蔥，但用途非常廣，可以為魚肉和蔬菜增添風味，也可以把湯品、醬汁和沙拉醬變得更可口。
- **芫荽（香菜）**：對有些人來說，香菜嘗起來像肥皂。但對於喜歡的人來說，它帶有一些檸檬香和花香，可以用來幫蔬菜、雞肉和魚肉提味。墨西哥和泰國料理都會放香菜，它可以讓熱食散發醇厚的風味；加到豆類、馬鈴薯或蘑菇中也不錯。後面我會教大家製作香菜義式青醬。
- **巴西里（香芹）**：巴西里全年都有，它帶有清新的香氣，可以加入湯品、醬汁肉類、魚類中，可說是一款百搭的香草。
- **鼠尾草**：它的氣味很濃郁，非常適合燒烤和醃泡，也可以為蒜香蔬菜或義大麵增添風味。不熟悉的話，先加一兩片葉子就好；放到胡桃南瓜、馬鈴薯、雞肉和義大利麵都很適合。
- **迷迭香**：這種香草是醃料的法寶，不僅賦予肉類獨特的風味，還能添加額外的植物營養素，像是迷迭香酸和迷迭香酚，後者能抗發炎、保護神經。不管是新鮮的或乾燥的迷迭香，都能為餐點增添香氣。

- **龍蒿**：令人驚訝的是，龍蒿跟讓人開朗的向日葵有關，它們都是菊科。這種草本植物的甘草味是法國菜的重點，搭配葡萄柚或蘆筍的效果都很好。我做柑橘烤魚時，最喜歡加一些龍蒿。
- **百里香**：它是薄荷家族的一員，在湯品、燉菜、烤肉和烤魚中很常見。它有一股刺鼻的香氣，要花多點時間才能適應。它很受廚師歡迎，因為它能把不同的香草氣息融合在一起（像是普羅旺斯香草和義大利綜合香料）。

辛香料

一道好菜取決於調味的比例。不管是哪一類的料理，只要加點香料，就可能從六十分變成九十分。以下是一些常備香料，它們可以增加風味，還可以添加維生素和植物營養素。

- **黑胡椒**：新鮮現磨的胡椒可為食物增添自然的嗆味。它富含抗氧化分子，還可以抗發炎。
- **辣椒**：新鮮辣椒和辣椒片都適合用來提味。它富含維生素C、鉀和維生素B6，對於喜歡吃辣的人來說是個福音。喜歡嘗鮮的人不妨試試無鹽、無糖的辣椒粉。
- **孜然**：它非常普遍，但許多人都不知該如何好好利用。秋葵、辣椒、扁豆、鷹嘴豆泥都很適合跟孜然搭配。它有一股微妙的香氣，還可以提供植物營養素和鐵。
- **咖哩**：這種混合香料是印度料理的主幹，不但有獨特的辛辣風味，還可以增強免疫系統和循環系統的功效。咖哩粉可以加到湯品和燉菜中，也可以用來為蔬菜、魚和雞肉調味。
- **香蒜粉**：許多人對大蒜消化不良，或不喜歡切大蒜。別擔心，那就改用香蒜粉就好了。不過，蒜鹽是大蒜粉加上食用鹽，要酌量使用，才不會鈉攝取過量。

- **薑黃：**它帶有酸味、辛辣味，不管是東方和西方菜餚都能加。薑黃不僅是香料，還是阿育吠陀醫學的藥材。這種味道適用於主菜和甜點，但只能少量使用。想要提升大腦的活力，就搭配黑胡椒一起使用，這樣有助於身體吸收薑黃素；後者是一種活性成分，能增加腦源性神經營養因子。

烹飪油類

汽車要跑得快，就要多花點錢買高品質的機油。同樣，攝取過多人工脂肪和飽和脂肪，就會抵消你為了健康所做的一切努力。因此，記得要選擇有益大腦的有機單元不飽和脂肪。買小瓶的就好，擺放時要避免陽光直射，以防止它們氧化。盡可能用低溫烹調的方式煮飯，以免破壞蔬菜的營養價值。以下是我建議使用的油類。

- **橄欖油：**對心臟有益的食物，通常對大腦也有好處。橄欖油內含一種特殊的植物營養素，名為羥基酪醇，它可以保護血管，並使神經系統維持在最佳狀態。專家認為，健康飲食應該有這樣的特性。橄欖油也是地中海飲食的基礎，研究顯示，它有助於預防和緩解憂鬱症狀，還有抗發炎的效果。試試看特級初榨橄欖油，它含有人類需要的植物營養素。若要進行高溫烹調，就改用發煙點較高的精製橄欖油。

- **草飼奶油：**千萬別買人造奶油和其他的植物性鮮奶油。草飼奶油有濃郁的奶油味，還含健康的脂肪，有助於身體建構肌肉和腦細胞。它含有大量的維生素和礦物質，對大腦的發育和穩定都很重要。如果你喜歡嘗鮮，還可以試試酥油，這是傳統印度料理中常見的澄清奶油，它的發煙點更高，還有迷人的堅果味，可提升魚類或蔬菜的香氣。
- **椰子油：**這種油也不含萬惡的反式脂肪，是炒菜時的絕佳選擇。有些專家不認為它是超級食物，但它的確有抗發炎的效果。它是由中鏈三酸甘油酯所組成，是生酮飲食愛好者的最愛。

冷凍食品

想要每一口都吃進高量的植物營養素，首選就是新鮮和當令的蔬果。如果時空條件不允許的話，冷凍食物中也有健康營養的，而且不受季節所限。只要打開冰箱，就能輕鬆地打杯蔬果奶昔或炒個青菜。

- **莓果**：想要簡單地準備早餐，那就買冷凍藍莓、草莓和桃子，熱帶水果如芒果和石榴也不錯。抓一把冷凍水果打成蔬果奶昔，那一年四季都能嚐到夏天的滋味。
- **蔬菜**：菠菜、花椰菜、羽衣甘藍和球芽甘藍都能冷凍保存，炒、燉、烤都很適宜。
- **海鮮**：理想的話，最好找魚販購買當天的新鮮漁獲。但冷凍的海鮮營養價值也不差，鱸魚、鮭魚和蝦都是不錯的選擇。

想要吃出好心情，還有很多冷凍食品可挑選，包括雞肉和牛肉。除了微波食品外，你其實有更多方法能吃得健康而營養。

購物、下廚和清潔

超市裡充斥著誘惑，很容易讓人買了不需要的食物，尤其是太鹹、太甜的加工食品。為了對抗憂鬱和焦慮，一定要購買營養的食材，所以最好多逛生鮮食品區，多買水果、蔬菜、海鮮、肉類等，或是買一些穀物和冷凍食品。

身心狀況不好時，一想到做菜就會覺得很累。所以我們要提前擬定每週的菜單，分批烹調、提前準備一兩餐，就可以在懶得下廚時有餐點可以享用。

當然，清理廚房是更加討厭的事，這時烤盤料理就能派上用場了。把健康的食材放到烤盤上，然後放進烤箱，幾分鐘後一餐就完成了！這方面的食譜非常多，絕對不會讓你感到厭煩。用餐結束後，只需要洗一兩把刀和烤盤就好。慢燉鍋也是發懶時的好幫手，食材全部丟入鍋裡，十分鐘就有好料了；而且鍋具也很容易清洗。

只要提前計畫，就可以輕鬆為自己準備一週飲食。特別是當我們情緒不好時，就會暴飲暴食或吃不下飯。預先煮好足夠的食物，就可以確保自己不會吃得太糟。

不想下廚、外食族也OK

本章重點介紹了提升廚房功能的工具和技巧，這樣你才能開啟新的飲食計畫。出於許多內外在的因素，許多人沒辦法自己做菜、讓大腦變健康。但我還是建議讀者嘗試看看，也許在不知不覺中，就能找到自己的步調，讓自己愈吃愈健康。

有些人沒有下廚的經驗，或受心理疾病所苦，所以沒辦法輕鬆地享受這整個過程。因此我要強調一個重要的原則：走捷徑不是作弊。想要吃出好心情，你不需要有設備齊全、儲備充足的廚房，只要你願意在飲食上做些微調就好。若你還沒準備好要下廚做菜，那每餐多嘗試不同類別的食物就好，或用替代配菜的方式讓自己吃得更營養。

有些人覺得採購生鮮食材很難，那不妨從超市的熟食區中挑選美食。你也可以參加美食社團，固定請專人送來營養的餐點，這樣起碼每週都能吃到蔬菜和海鮮。

有些人壓根就不想煮飯，當然可以。外食的餐飲店那麼多，你一定能獲取身體所需的營養。點餐時多加一份菠菜或芝麻菜，或來一條沒吃過的烤魚。只要記得我們前面提到的十二大營養素和食物類別，你就能組合出高營養密度的餐點。

要用飲食來制伏憂鬱和焦慮，每一口都是關鍵，而且成敗在你身上。只要能實現健康的目標，用哪種方式都無需感到愧疚。

我總是告訴患者，我不會評斷他們的飲食內容和習慣，所以你也不需要對自己太嚴苛。你有自己的口味、價值觀和飲食模式，所以要用自己的方式去慢慢改變那些根深蒂固的習慣。每天記得加入營養的食物，就已經是很大的進步了。等到飲食的質量提升，身心的感覺變好，就會願意進廚房小試一下。在信心、知識和技能不斷提升的過程中，他們更知道如何購買及準備食材。只要有心，你就能達成目標。

接下來，我會逐步介紹我獨創的飲食計畫，以最有效的方式來改變你的飲食習慣。只要記下飲食日誌、整理廚房和櫥櫃，你就已完成了最困難的部分。做好準備後，就可以展開新的飲食計畫，成為你家的天菜大廚了！

重點提示

- 打造實用的廚房，才能更確實地用飲食來制伏憂鬱和焦慮。有了它，你在安排菜單和製作餐點時，就會更周到而有效率。
- 花時間查看目前廚房的狀況，包括你擁有的廚具、家電等。此外，檢查一下廚櫃裡是否有大量不健康的零食？有沒有太多雜物？
- 只要有心想吃得更健康，一把好刀再加上金屬瀝水籃、砧板、平底鍋、炒鍋等廚具就綽綽有餘了。信心漸增後，就可以買其他的用具，像是料理夾、削皮器、刨絲器、牡蠣刀、料理剪刀和玻璃容器。

- 儲藏櫃多放些豆類和穀物，就能隨時做出健康的湯品和沙拉。善用香草和香料，就能爲健康的餐點增添迷人的風味。
- 提前擬好菜單、準備餐點有許多好處。狀況不佳時，你就能及時用它們來緩解憂鬱和焦慮。每次多製作一兩份餐點，用餐時就會有更營養的選擇。
- 不要害怕捷徑！你不需要配備齊全的廚房才能達成目標。如果你沒有心力整頓廚房，就從外食的餐點中替換或增加不同食材就好。

第九章

六週新飲食計畫

你已經知道很多知識，包括食物如何影響大腦，以及有助於克服憂鬱和焦慮的食物。現在，就可以付諸行動了。這個為期六週的計畫，是用來幫助在焦慮情緒中掙扎的人，否則他們不知該從何開始。我在診所也有使用這套計畫，以幫助患者用簡單和特製化的方式來改變飲食，進而攝取更多有益大腦的營養素。[1]

你不需要徹底改變飲食習慣，那反而不切實際。你也不用吃下不喜歡的食物，長遠看來，這也無濟於事。六週計畫非常簡單，一週只有幾項任務；我和艾克莉夫發現，患者大多能順利完成。我們要為你的健腦計畫打下堅實的基礎，接著你可以慢慢地累積成果。你現在還不知道要如何吃出好心情，等到六週、三個月甚至一年後，情況一定會有所改善。多嘗試新的食物、多下廚，對於滋養大腦你就會更具信心。你的飲食模式一定會慢慢地產生變化。

在每週課程開啟前，我們會先討論特定的食物類別並設下目標，還會列出可簡單替換的食材以及美味的食譜。此外，你的難題我們也會預先想到。每週結束時，你就能評估成果，達成了具體、可衡量、可達成、可實現的和及時的「聰明」目標後，也不妨慶祝一下。最後，你再想想看有哪些可改進和調整的地方。

在接下來的六週，你將會發現，各種食物的營養關係環環相扣；每一週的菜單都有關聯，至少都包含四種關鍵的食物類別，特別是有助於維繫健康、含多樣化微生物群的食物。到了最後一週，我們要請你思考食物的來源，並將飲食習慣連結到在地的農業社群，這樣一來，你就可以繼續為大腦找到最佳的營養來源。

記住，制伏憂鬱和焦慮的飲食方式有很多種，效果因人而異。我們提供了食譜，只是要讓你學會加入營養的食材，但你不必往後的日子都只吃這些食物；你終會找到適合自己的方式。早餐很難有時間做北非燉蛋，那就在炒蛋中加入一把羽衣甘藍或西洋菜就好了。有些人不喜歡在家煮海鮮，那就像彼得一樣買炸魚塔可來吃。通向成功的道路有很多條，但一定要踏出第一步。無論你目前的飲食模式與困難為何，一定會有一條適合你的道路。

人類最珍貴的資產就是大腦，你會希望自己及親友都頭好壯壯。這個有科學根據的飲食計畫只是起點，讓你從中培養相關技能和知識，進而戰勝憂鬱和焦慮，一輩子都保持大腦的健康。

本章所提供的計畫是設定為六週，課程之間前後互有關聯。你也可以把它延伸為八週、十二週或三十週計畫。改變飲食模式並不容易，尤其是正處於低潮的人；但請記得，目標是進步，而不是完美。每個人都有自己的節奏，這週沒有達到目標的話也沒關係。你隨時可以重來，有需要的話，可以不斷練習那一週的菜單，接著再繼續下去。生活瞬息萬變，別讓罪惡感或羞愧成為阻礙，克服憂鬱和焦慮是長期抗戰，怎麼吃完全取決在你。就算要花更多的時間，也不會抵消整體的成果。

第一週：綠葉蔬菜

不管是哪一套健康飲食，都會強調綠葉蔬菜的重要性。羽衣甘藍、芥菜、菠菜、西洋菜是最基本的天然食物。大地的能量都始於這一小片葉子，所以你的大部分食物都要包含青菜。每頓飯你都能獲得更多的水分、飽足感和營養密度，還可以攝取到微生物群喜愛的纖維，以及植物營養素、維生素和礦物質，讓身體和大腦保持在最佳狀態。

一杯羽衣甘藍僅有三十三卡路里的熱量，但可提供高於標準攝取量六倍的維生素K、兩倍的維生素A和一點三倍的維生素C，還有鐵、葉酸、鈣及一系列抗反炎的植物營養素，這真是營養寶庫。

這週的目標是，每天至少吃一杯份的蔬菜，吃更多更好（因為熱炒或熬煮醬汁時蔬菜會縮水）。

第一步

回顧你在第七章完成的飲食日誌，包括每天吃了多少蔬菜。如果量足夠的話，可以試試其他少吃的食材，如葵花苗或芥菜。

有些人不喜歡吃蔬菜，而為了攝取這方面的營養，最簡單的方法就是打成蔬果奶昔。把半根香蕉、一些莓果和核桃、一杯羽衣甘藍、一些冰塊和克菲爾丟入果汁機中，即可享用一頓美味又健腦的早餐。此外，把蔬菜加到你喜愛的食物也是個好辦法。將西洋菜加進起司炒蛋中；在千層麵中加入菠菜。簡單來說，在你常吃的主食中替換食材，就能吃得更營養。

訣竅

我太喜歡蔬菜了，因為它們的調理方式驚人地多。有些人只想到沙拉，那多無趣！還有很多妙招，但沙拉是個好起點。之前提到，蘇珊用芝麻葉及紅葉萵苣取代萵苣，因此吃得更營養。加入不同的蔬菜，就能提升沙拉的質量；將蔬菜磨成的青醬或調成美味的醬汁，炒菜時就有更多樣的選擇了。蔬菜真是萬用的食物類別，唯一會限制你的就只有想像力。

蔬菜是生吃還是加熱烹調好，我的回答很簡單：兩種都吃。用煮的確實會流失一些葉酸和熱敏性的植物營養素，但維生素和礦物質都還在。有些人不喜歡吃沙拉，但只要配上適合的佐料或醬汁，就會非常美味，比方在羽衣甘藍沙拉中加入濃郁、滑順的蒜味沙拉醬。

這是個探索的好時機。超市裡有大量的新鮮和冷凍蔬菜，可以添加到各種料理中。除了沙拉，早餐、午餐或晚餐的主食都能放入青菜。早餐時，以令人垂涎三尺的北非燉蛋開啟新的一天；午餐時，就來碗的葡式蔬菜湯（Caldo Verde）；晚餐時，就以青醬搭配你喜歡的料理。聽起來很棒吧！

障礙排除

許多人吃蔬菜的方法都千篇一律，但只要多方嘗試，就會發現自己愈來愈愛吃蔬菜。有一點需要留意，未清洗的蔬菜是大腸桿菌、沙門氏菌和李斯特菌等病原菌的溫床，一定要仔細清洗。在碗裡裝滿水，把蔬菜倒進去，所有的髒汙都會沉積在底部。（圖28）

北非燉蛋，四人份

這道料理提供豐富的膽鹼和維生素B群，能穩定情緒、平靜心靈。想要用雞蛋和蔬菜展開新的一天嗎？那一定要試試。一年四季，各種蔬菜都可以加進去。冬季用甘藍；春季用瑞士甜菜和羽衣甘藍；夏季用菠菜。搭配脆皮麵包或口袋餅更是好吃，用它們來舀出沾滿醬汁的蔬菜和蛋黃；沒有麵包也沒關係，料理中酥脆的種籽口感很棒。

你也可以用番茄丁罐頭取代蔬菜高湯來製作北非燉蛋；用小火燉至番茄醬的稠度，然後調味，最後再打進幾顆雞蛋即可。

綠葉蔬菜

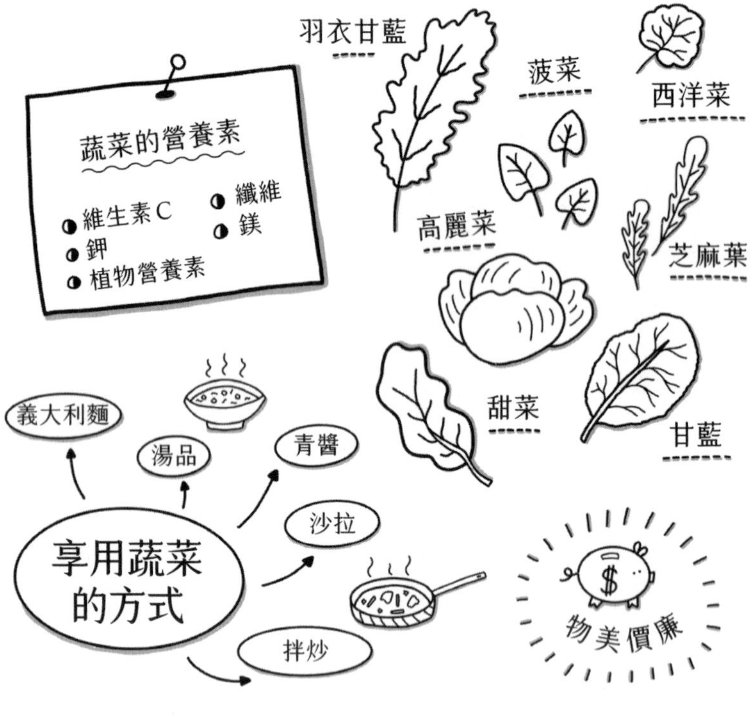
羽衣甘藍
菠菜
西洋菜
蔬菜的營養素
維生素C
鉀
植物營養素
纖維
鎂
高麗菜
芝麻葉
甜菜
甘藍
義大利麵
湯品
青醬
沙拉
享用蔬菜的方式
拌炒
物美價廉

圖28

◈材料

橄欖油↓二湯匙

瑞士甜菜↓二大束（約六百八十克），根葉切碎，分開擺放（約九杯裝）

中型洋蔥↓一顆（切丁）

大蒜↓三瓣（切碎）

小茴香↓一茶匙

猶太鹽

煙燻紅椒粉↓二分之一茶匙

紅辣椒片↓四分之一茶匙

薑黃粉↓四分之一茶匙

低鈉蔬菜↓高湯三分之一杯

雞蛋↓八顆

菲達起司↓八十五克（切碎，約四分之三杯）

新鮮香菜→二湯匙（切碎）

南瓜籽→二湯匙（切碎）

◆製作

- 在三十公分的煎鍋中倒入橄欖油加熱，接著加入瑞士甜菜根和洋蔥，持續攪拌四至五分鐘，直到變軟。加入大蒜、小茴香、四分之三茶匙的鹽、煙燻紅椒粉、紅辣椒片和薑黃，燉煮約一分多鐘，直到香味出來。加入瑞士甜菜葉和蔬菜高湯，煮二至三分鐘，直到葉子變軟、大部分的高湯收汁。
- 轉中小火，在鍋中用木杓的背面戳出八個小孔，並在每個孔中打入雞蛋，在雞蛋上撒些鹽調味，燉煮至蛋白稍微凝固（約五至七分鐘）。將乳酪撒在上面，蓋上鍋蓋，燉煮至蛋白完全凝固、蛋黃至你喜歡的熟度（約二至四分鐘）。
- 呈在淺碗，撒上切碎的香菜和南瓜籽裝飾，即可享用。

◆每份營養數據

• 卡路里384卡、蛋白質21克、碳水化合物11克、脂肪22克（飽和7克）、膽固醇369毫克、糖6克、纖維5克、鈉744毫克。
• 營養素：維生素A＝130％、維生素B12＝125％、維生素C＝80％、膽鹼＝69％、鎂＝57％。（％為餐點營養素與每日建議攝取量的比例。）

羽衣甘藍凱撒沙拉，四人份

這是我最喜歡的羽衣甘藍料理；有長而深綠色葉子的恐龍羽衣甘藍最好。這道高營養的沙拉以羽衣甘藍、鯷魚和腰果為特色；鯷魚愈多，對大腦的好處就愈多；每條鯷魚含有八十五毫克的omega-3。傳統的凱撒沙拉醬用生雞蛋製作；我們用浸泡過的腰果取代，以換來一點植物奶油味。每一口嘎吱嘎吱的酥脆口感來自於營養的南瓜籽帕馬森脆片，而不是油炸麵包丁。

◆**材料：腰果凱撒沙拉醬**

油漬鯷魚飼條↓（瀝乾）

帕馬森起司粉↓（袋裝）四分之一杯

生腰果↓兩湯匙↓（最好先浸泡一夜）

巴西堅果↓三顆

蛋黃↓一顆↓（室溫）

檸檬汁↓一顆↓（約三湯匙）

法式第戎芥末醬↓一茶匙

大蒜粉二分之↓一茶匙

橄欖油二分之↓一杯

猶太鹽

◆**材料：南瓜籽帕馬森脆片**

橄欖油↓一又二分之一湯匙

日式麵包粉↓二分之一杯

南瓜籽↓二分之一杯（切碎）

大麻籽↓兩湯匙

帕馬森起司粉↓四分之一杯

大蒜粉↓四分之一茶匙

猶太鹽↓八分之一茶匙

◆**材料：蔬菜**

恐龍羽衣甘藍↓兩株（約六百八十克）

猶太鹽↓四分之一茶匙

◆**製作：腰果凱撒醬**

• 將鯷魚、乾酪、腰果、巴西堅果、蛋黃、檸檬汁、芥末和大蒜粉放入調理機中攪拌混合，以低速運轉，並緩慢倒入橄欖油打到乳化，總共需要大約一分鐘，再視需要用鹽調味。成品應該要像蛋黃醬那麼稠度。

◆製作：南瓜籽帕馬森脆片

• 在大平底鍋用中火加熱橄欖油，加入日式麵包粉、南瓜籽和大麻籽拌炒，使食材都沾上油。持續攪拌約四至五分鐘，呈金黃色後，再拌入起司、大蒜粉和鹽，直到起司融化並黏在麵包屑上，上色均勻（大約十五秒至二十秒）後，從火爐上移開，使其完全冷卻。

◆製作：沙拉

• 去除羽衣甘藍的菜梗，將葉片堆成一疊，像捲餅一樣捲起來，然後切成薄片（這種法式切工技術稱為雪紡切）。接著放入大碗中，撒上鹽，用雙手按摩搓揉約十秒鐘，直至感覺微濕。

• 將適量的淋醬淋在羽衣甘藍上，再撒上南瓜籽帕馬森脆片，即可享用。

◆每份營養數據

• 卡路里549卡、蛋白質16克、碳水化合物29克、脂肪41克（飽和7．5克）、膽固醇60毫克、糖1克、纖維5克、鈉690毫克。

• 主要營養素：維生素C等於281%、維生素A等於194%、硒等於106%、鐵等於28%、維生素B12等於21%。（圖29）

健腦科布沙拉，四人份

這道沙拉營養又美味，除了柑橘、酪梨外，還有兩種極佳的蛋白質來源：鮭魚和雞蛋，吃好吃滿，大腦會活力十足。

可將整片蘿蔓生菜擺在盤子上（但需要用到刀叉），更方便的吃法是將蘿蔓切碎。野生鮭魚讓這道沙拉升級，也可以換成烤雞或鮮蝦。

◈食材：柑橘油醋醬

葡萄柚汁→三分之一杯（一顆中等大小的葡萄柚）
柳橙汁→四分之一杯（一顆大柳橙）
新鮮檸檬汁→三湯匙（一顆大檸檬）

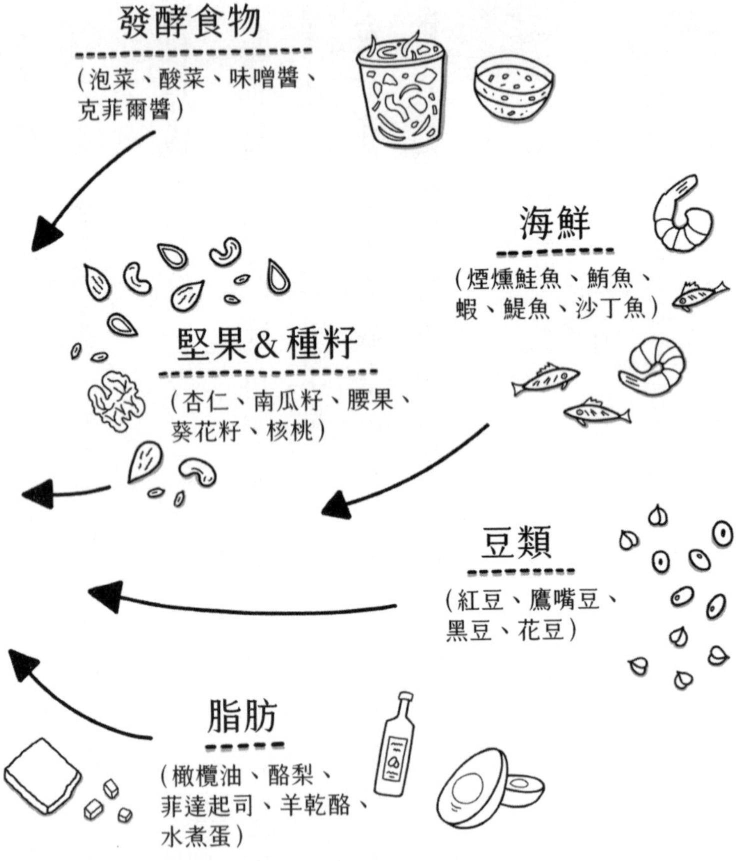
發酵食物
（泡菜、酸菜、味噌醬、克菲爾醬）
海鮮
（煙燻鮭魚、鮪魚、蝦、鯷魚、沙丁魚）
堅果＆種籽
（杏仁、南瓜籽、腰果、葵花籽、核桃）
豆類
（紅豆、鷹嘴豆、黑豆、花豆）
脂肪
（橄欖油、酪梨、菲達起司、羊乾酪、水煮蛋）

健腦沙拉

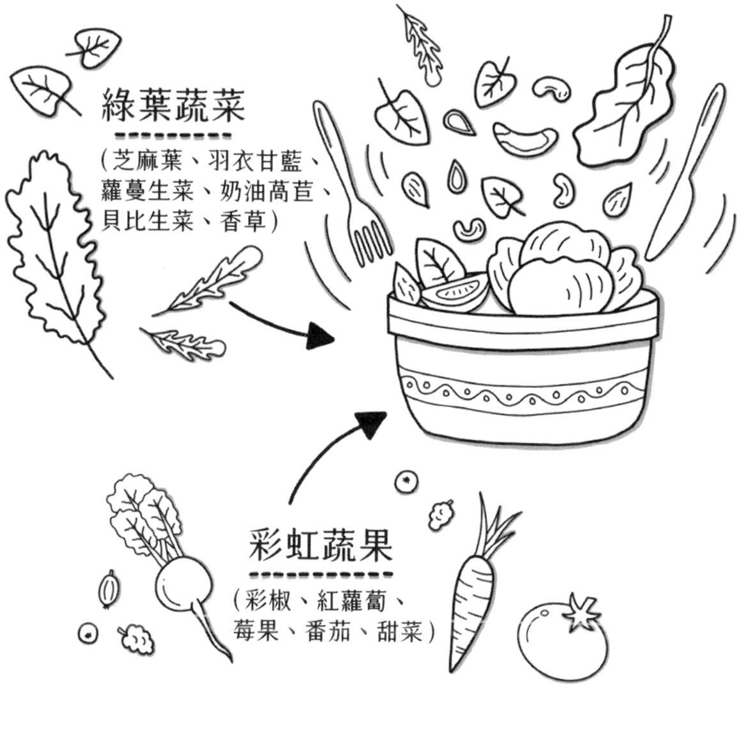
綠葉蔬菜
（芝麻葉、羽衣甘藍、
蘿蔓生菜、奶油萵苣、
貝比生菜、香草）
彩虹蔬果
（彩椒、紅蘿蔔、
莓果、番茄、甜菜）

圖 29

法式第戎芥末醬↓兩湯匙
紅蔥↓兩湯匙（切碎）
猶太鹽↓二分之一茶匙（視需要添加）
特級初榨橄欖油↓三分之一杯

◈食材：沙拉

蘿蔓生菜葉↓二百三十克
猶太鹽和現磨黑胡椒
柑橘↓一顆（去皮並切薄片）
葡萄柚↓一顆（去皮並切薄片）
酪梨↓一個（切成方塊）
水煮蛋↓兩顆（切碎）
櫻桃番茄↓二百三十克（切四等分）
野生鮭魚↓四片（約一百七十克），煮熟

腰果→三分之一杯（切碎）

新鮮香芹葉→三分之一杯（切碎）

◆**製作：柑橘油醋醬**

• 將葡萄柚汁、柳橙汁、檸檬汁、芥末、紅蔥和鹽放進大碗裡不斷攪拌，接著慢慢倒入橄欖油，直到醬料乳化，視需要再加鹽調味。

◆**製作：沙拉**

• 將生菜葉鋪在大的淺盤，用鹽和胡椒調味。將柑橘、葡萄柚、酪梨、水煮蛋和櫻桃番茄分成四份排在葉子上，這樣每個人都可以吃到全部的食材。把鮭魚片鋪在上頭，最後撒上腰果和香芹。一旁附上柑橘油醋醬。

◆**每份營養數據**

• 卡路里578卡、蛋白質50克、碳水化合物27克、脂肪30克（飽和4．5克）、膽固醇203毫克、糖15克、纖維8克、鈉510毫克。

• 主要營養素：維生素C＝128％、維生素B6＝120％、葉酸＝50％、維生素A=43%、鉀=40%、Omega-3（DHA+EPA）=513%（2566毫克）。

羽衣甘藍青醬與羅勒青醬，四人份

除了製作沙拉、拌炒、香煎，利用不同的蔬菜，就能找到你最喜愛的青醬配方。羅勒和松子是經典的青醬材料，也可加入其他的堅果和蔬菜。我喜歡加入羽衣甘藍，將松子換成腰果和南瓜籽，好讓青醬裡有更多的鐵和鎂。

為了保持新鮮，並且避免內含太多鹽分及人工脂肪，請使用未加工、未加鹽的堅果和種籽。在製作成青醬前，先烘烤並冷卻堅果來加深風味。將堅果鋪平在烤盤上以一百八十度烘烤七至十分鐘，不定時檢查並翻動堅果，直到變成褐色。

製作完成後以冷藏保存，它的用途很多樣。想要用迷人的奶油醬汁來烤蔬菜和肉類，只要把橄欖油換成二分之一杯原味全脂優格或酸奶油，若想做成素食版的青醬，只要用三分之一杯營養酵母或味噌代替帕馬森乾酪即可。

◈食材：羽衣甘藍青醬

恐龍羽衣甘藍葉↓二株（約一杯）

猶太鹽

新鮮羅勒葉↓二杯

帕馬森乾酪↓二分之一杯（磨碎）

特級初榨橄欖油↓四分之一杯

無鹽生腰果↓四分之一杯

無鹽南瓜籽↓四分之一四分之一杯

巴西堅果↓兩顆

大蒜↓兩瓣（壓碎並去皮）

檸檬汁↓一顆（約三湯匙），有需要再加

猶太鹽↓二分之一茶匙（圖30）

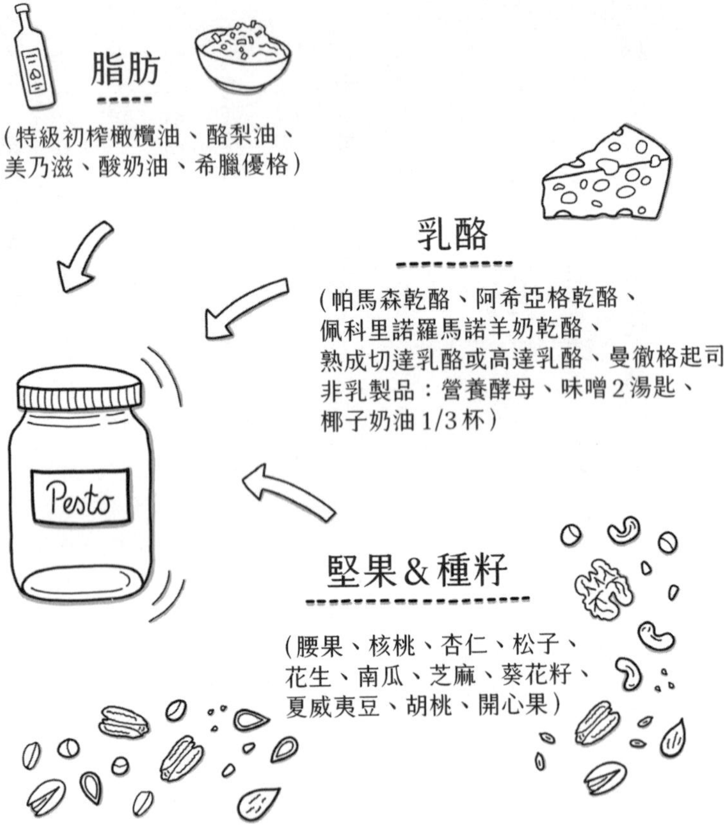
脂肪
(特級初榨橄欖油、酪梨油、
美乃滋、酸奶油、希臘優格)
乳酪
(帕馬森乾酪、阿希亞格乾酪、
佩科里諾羅馬諾羊奶乾酪、
熟成切達乳酪或高達乳酪、曼徹格起司
非乳製品：營養酵母、味噌2湯匙、
椰子奶油1/3杯)
Pesto
堅果&種籽
(腰果、核桃、杏仁、松子、
花生、南瓜、芝麻、葵花籽、
夏威夷豆、胡桃、開心果)

青醬

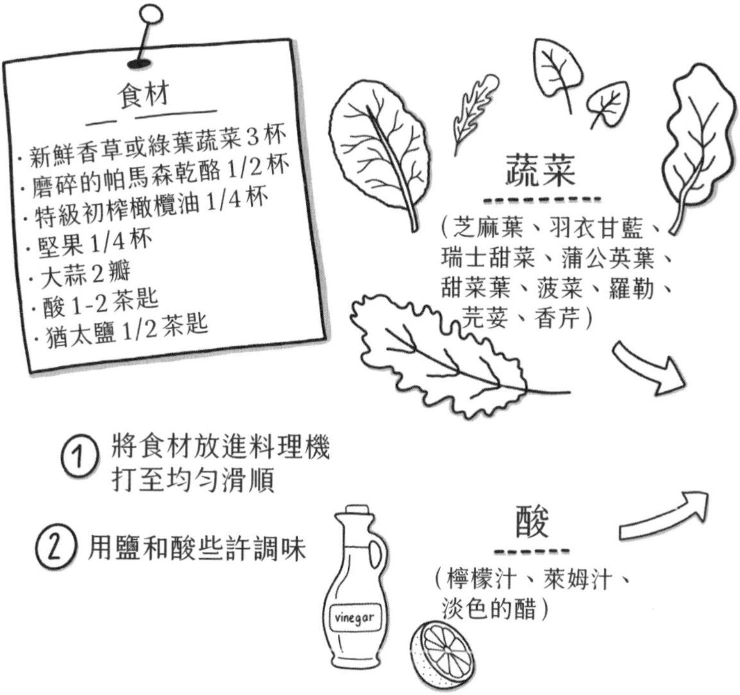
食材
·新鮮香草或綠葉蔬菜 3 杯
·磨碎的帕馬森乾酪 1/2 杯
·特級初榨橄欖油 1/4 杯
·堅果 1/4 杯
·大蒜 2 瓣
·酸 1-2 茶匙
·猶太鹽 1/2 茶匙
蔬菜
（芝麻葉、羽衣甘藍、瑞士甜菜、蒲公英葉、甜菜葉、菠菜、羅勒、芫荽、香芹）
① 將食材放進料理機打至均勻滑順
② 用鹽和酸些許調味
酸
（檸檬汁、萊姆汁、淡色的醋）
vinegar

圖 30

◆製作：羽衣甘藍青醬

• 羽衣甘藍摘除菜梗、只留葉片，接著大略切碎、撒些鹽；然後用手按摩葉子，直到葉片軟化濕潤（約十五至二十秒）；放入食物調理機，加入其他的食材並打勻，直到滑順。有時需用刮板去刮除調理機的瓶身。喜歡的話，也可加入多一點的鹽和檸檬汁調味。

◆每份營養數據

• 卡路里153卡、蛋白質6克、碳水化合物9克、脂肪1.5克（飽和3.1克）、膽固醇10毫克、糖1克、纖維2克、鈉473毫克

• 主要營養素：硒＝149%、維生素C＝36%、維生素A＝28%、鋅＝13%、鎂＝7%

其他配方的青醬，四人份（約兩杯）

我以為自己很了解青醬，但老是會有新款的配方，比如開心果、葵花籽、香菜

和紅菊苣。這就是青醬的趣味與優點：無窮無盡的變化和口味。用以下配方來找出你喜歡的組合。做法如前，用食物調理機混合所有食材並打至滑順；可加鹽和檸檬汁調味。

◈食材：青醬

新鮮羅勒或綠葉蔬菜→三杯

帕馬森乾酪→二分之一杯（磨碎）

特級初榨橄欖油→四分之一

無鹽堅果四分→一杯（烤過或生的）

大蒜→兩瓣（壓碎並去皮）

檸檬汁或萊姆汁（或任何淡色的醋）→一至兩湯匙，視情況添加

猶太鹽→二分之一茶匙（視情況添加）

葡式薯蓉蔬菜湯（CaldoVerde），四人份

這道經典、簡單的湯很溫和。多放一點切碎的蔬菜，就可增加熱湯的營養和花樣。除了羽衣甘藍、瑞士甜菜和菠菜，還可加入鷹嘴豆來添加纖維、蛋白質和鐵。新鮮、小農製作的義式香腸也能放進去。用手持型攪拌棒或漏勺將馬鈴薯、鷹嘴豆和兩杯高湯打至均勻滑順，就可以變成湯底。攪拌前請等高湯冷卻以免危險。

◆食材

橄欖油↓兩湯匙

洋蔥↓一顆（大略切碎）

大蒜↓六瓣（大略切碎）

低納雞高湯↓五杯

馬鈴薯↓二百三十克（切成二點五公分的小塊）

鷹嘴豆→一罐（約四百二十克），瀝乾
月桂葉→一片
猶太鹽
羽衣甘藍→一大株（約四百五十克），去除菜梗，切成薄片
煮好的義式雞肉香腸→切成約零點六公分厚
檸檬汁→三匙（約一顆檸檬）
現磨黑胡椒

◈**製作**

- 在大的深鍋中以中大火預熱橄欖油，加入洋蔥，煮約五至七分鐘，直到軟化，加入大蒜，再煮一分鐘。倒入雞高湯、馬鈴薯、鷹嘴豆、月桂葉和一又二分之一茶匙的鹽，以大火煮沸，然後調至中小火，蓋上鍋蓋，煮二十分鐘，直到馬鈴薯變軟。取出月桂葉，然後用手持型攪拌棒將湯打至滑順。
- 調至中火，加入羽衣甘藍和雞肉香腸，繼續煮三至五分鐘，直到羽衣甘藍萎

縮但仍略脆。最後，從火爐上移開，加入檸檬汁，並加鹽及黑胡椒調味。

◆**每份營養數據**

- 卡路里436卡、蛋白質27.5克、碳水化合物43克、脂肪19克（飽和4克）、膽固醇70毫克、糖3克、纖維9克、鈉827毫克。
- 營養素：維生素C＝207%、維生素A＝126%、維生素B6＝46%、鐵＝50%、鉀＝20%、鋅＝11%。

義式生火腿香草烤雞佐蔬菜，四人份

掰啦！無聊的蔬菜料理，來份雞肉義式肉捲（Saltimbocca）吧。在這道經典的義大利料理中，我們省略麵粉，靠生火腿來增加濃郁風味和香脆口感，你可自行選擇要搭配的蔬菜。瑞士甜菜、羽衣甘藍、甜菜葉、菠菜和青江菜都是美味又好煮的選擇。雞胸肉的大小和重量沒有一定，可將兩塊較大的雞胸肉縱向切成兩半，大約是四片一百七十克；購買時可請肉販先切好並敲打。

◈食材

大蒜↓五瓣（剝開）

檸檬↓一個

新鮮巴西里葉↓四分之一杯（切碎）

新鮮羅勒葉↓四分之一杯（切碎）

猶太鹽

現磨黑胡椒↓四分之一茶匙

特級初榨橄欖油↓兩湯匙（分開放，視情況添加）

去皮去骨雞胸肉約一百七十克，輕輕敲打至零點八公分厚

生火腿四片↓約一百七十克

瑞士甜菜兩束↓約五百六十克，根莖切成薄片，葉子大略切碎（約十杯）

◈製作

- 用刨刀將三瓣大蒜和檸檬皮磨碎放入碗中，加入巴西里、羅勒、一茶匙鹽、

黑胡椒和一湯匙橄欖油。將剩下的二瓣大蒜切成薄片，將檸檬切成兩半，放在一旁備用。將香草混合醃料塗在雞肉上，將一片生火腿放在每片雞胸肉光滑的那一側，按壓使其黏合。

- 在大煎鍋中以中大火加熱剩餘的一湯匙油，放入雞肉，火腿面朝下，煎至火腿面酥脆（四至五分鐘）；雞肉翻面，煎至雞肉熟透（大約三分鐘）。
- 將雞肉呈盤，原鍋維持中大火（視需要再添加油），加入切好的大蒜和一半份量的瑞士甜菜，稍微拌炒，直至甜菜萎縮變軟（約二分鐘）；再加入剩餘的甜菜、檸檬汁和四分之一茶匙鹽，煮至甜菜萎縮軟化（約二至三分鐘）。
- 將甜菜分裝呈盤。

◆每份營養數據

- 卡路里308卡、蛋白質47克、碳水化合物6克、脂肪11．5克（飽和1．5克）、膽固醇112毫克、糖1克、纖維2克、鈉880毫克。
- 主要營養素：維生素C＝48％、維生素A＝43％、鎂＝26％、鉀

＝19％、鐵＝17％。

重點提示

進入第二週前，請先想一想以下問題：

1. 本週是否每餐多吃了一至二杯蔬菜？
2. 恭喜完成任務！你採用了哪些成功策略？請把它們帶到下個階段。
3. 有自己發明食譜嗎？有找到烹飪蔬菜的訣竅嗎？
4. 在往後的階段，如何繼續在餐點中添加蔬菜？

第二週：彩虹蔬果

許多患者在描述平常吃的食物時，常常令我腦中浮現無聊的米白色畫面。大自然創造了充滿鮮豔色彩的植物世界，蔬果都含有對健康有益的植物營養素。彩虹蔬果有豐富的纖維和植物營養素，可以讓大腦更加繽紛。紫色的水果和蔬菜，如茄子和藍莓，含有花青素，具有驚人的抗發炎功效。橙色的蔬果，如胡蘿蔔和地瓜，其太陽般的顏色是來自類胡蘿蔔素，經由體內吸收後，會轉化為促進大腦生長的維生素A。草莓、番茄等紅色蔬果有滿滿的茄紅素，是抗氧化的強力發電機。有這麼多繽紛的顏色和口味可供選擇，何必只選米白色呢？

和綠色蔬菜一樣，彩虹蔬果在一餐中的比例要很高。你的目標是每餐都加二分之一杯以上的彩虹蔬果。

第一步

回顧飲食日誌，看看你最常吃哪些彩虹蔬果？哪一些可以多吃一點？有些人很不喜歡蔬菜的味道和口感，只願意吃胡蘿蔔和花椰菜這些常見的食物。而要改善蔬果攝取的多元性，最好的方法就是「彩虹飲食法」。

以這六種顏色為基礎：紫色、藍色、綠色、黃色、橙色和紅色。列出每種顏色中你喜歡的水果和蔬菜。想一想，如何集滿六種蔬果、做出一道彩虹沙拉；做成一道炒飯也不錯。我們的終極目標是每道菜中當中都有彩虹。

訣竅

想要獲得足夠的彩虹蔬果，就要有意識地採購農產品。不要侷限自己，仔細逛逛菜市場，看看有哪些趣味而多采多姿的選擇。酥脆的烤紫薯、紅心蘿蔔或菊苣都不錯。酥脆的吐司加幾片新鮮的酪梨，更是美味無比。

冷凍蔬菜也不錯。洋蔥、碗豆、辣椒和花椰菜，做飯可隨時發揮創意加一點。

（圖31）

彩虹蔬果

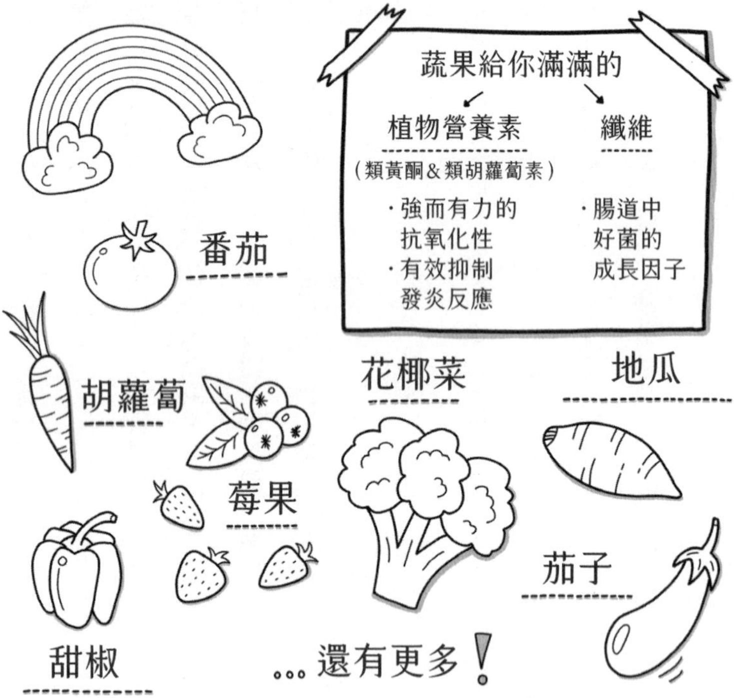
蔬果給你滿滿的
植物營養素
（類黃酮＆類胡蘿蔔素）
·強而有力的抗氧化性
·有效抑制發炎反應
纖維
·腸道中好菌的成長因子
番茄
胡蘿蔔
莓果
甜椒
花椰菜
地瓜
茄子
...還有更多！

圖 31

障礙排除

對大多數人而言，沒辦法多攝取彩虹蔬果，是因為不知該如何把它們變得更美味可口。有些人只知道吃玉米罐頭或三色豆，但調理蔬菜是一門大學問，一方面得避免營養流失，又要煮得好吃，才能以此制伏憂鬱和焦慮。彩虹蔬果能做出有趣的料理，不管是烤球芽甘藍或是焗烤花椰菜。搭配美味的醬汁或蘸醬，彩虹蔬果吃起來就更享受了。

脆脆的酪梨吐司，二人份

吐司就跟義大利麵一樣，焦慮和憂鬱的人最愛吃，只是吃了會有罪惡感。其實它也能變成有益大腦的美食，只需添加一項含有多種植物營養素的彩虹蔬果：酪梨。它有豐富的單元不飽和脂肪。要快快做好早餐，只需再加一顆荷包蛋或煙燻鮭魚（兩樣都加更好），最後再撒上一點養生種籽就好了。

◈食材

酸種麵包↓兩大片
橄欖油美乃滋或軟化的無鹽奶油↓兩湯匙
亞麻籽↓一茶匙
芝麻籽↓一茶匙
南瓜籽↓兩茶匙
酪梨↓一顆（切薄片）
青辣椒↓二分之一根（切薄片），或一小撮紅辣椒片
蘿蔔↓一個（切薄片）
豆苗↓兩湯匙，或切碎的新鮮香草
檸檬↓二分之一顆
葵花籽↓二茶匙
海鹽

◆**製作**

- 將美乃滋塗抹在麵包的兩面，每一面都撒上亞麻籽、芝麻籽和南瓜籽，用手指或湯匙將它們壓入美乃滋中。
- 煎鍋以中火預熱，將裹著種籽的麵包片放入鍋中，煎三至五分鐘，直到呈金黃色，接著翻面煎，直到第二面也呈金黃色。
- 將酪梨片、辣椒片、蘿蔔片和豆苗夾在兩片麵包間，擠檸檬在兩片吐司上，最後撒上葵花籽和海鹽。

◆**每份營養數據**

- 卡路里408卡、蛋白質9克、碳水化合物34克、脂肪28克（飽和3.5克）、膽固醇6毫克、糖3克、纖維8克、鈉416毫克。
- 主要營養素：硫胺素=41%、葉酸=39%、維生素B6=24%、鋅=24%、硒=23%。

酥脆香煎地瓜，六人份

憂鬱的人特別渴望碳水化合物的慰藉。滿足這些渴望，同時為大腦提供所需的營養，也是制伏憂鬱和焦慮的重要技能。彩虹植物通常含有較健康的「慢速碳水化合物」以及能對抗發炎的植物營養素。酥脆的地瓜和種籽、芝麻醬、奶油香的菲達起司、清香的草本植物，加起來就是一道美味可口的彩虹料理。紫色地瓜是我的最愛，下次在市場看到時，嘗試看看吧！

◈食材

地瓜↓一點三公斤（四顆中等大小，寬度不超過六公分）

橄欖油↓二分之一杯（有需要再加）

猶太鹽

芝麻醬↓二分之一杯

新鮮檸檬汁↓兩湯匙
溫水↓兩湯匙（有需要再加）
大蒜↓一瓣（磨碎）
切碎的香草↓四分之一杯（如香菜、巴西里、羅勒）
種籽↓三湯匙（如芝麻籽、南瓜籽、葵花籽）
紅辣椒片↓八分一茶匙
菲達起司↓八十五至一百一十克（捏碎）

◈製作

- 將烤箱預熱至二百二十度，將地瓜放在有邊的烤盤上，用叉子戳一戳各處，以四分之一杯的橄欖油塗抹，撒上鹽。烤四十五分鐘至一小時，直到水果刀可以輕鬆地戳進地瓜，如果地瓜大小不同，一定要個別檢查是否熟透。
- 同時，在一個中等大小的碗中，放入芝麻醬、檸檬汁、溫水、二分之一茶匙鹽和大蒜，攪拌至如絲般滑順（一開始會很濃稠，請保持耐心），可視情況添加一湯匙溫水。

- 讓地瓜冷卻二十分鐘。每個地瓜都垂直切成兩半，然後用叉子搗碎；地瓜肉會形成凹凸不平的溝槽，表皮有點裂開也沒關係。
- 將剩餘的四分之一杯油放入三十公分的煎鍋中（最好是鑄鐵鍋），用中火加熱。接著將地瓜肉面朝下，分批放入煎鍋。不要用力丟地瓜進去；不規則的表面都要煎得脆脆的。煎三至四分鐘，直到地瓜表面酥脆呈金黃色，然後從底部鏟起，輕輕翻面，開始煎地瓜皮的那一側，一至二分鐘就好。
- 煎熟後，一一取出放到盤子裡；每顆起鍋的間隔要加油。將芝麻醬淋在地瓜上，撒上香草、種籽和紅辣椒片，最後撒上乳酪即完成。

◆每份營養數據

- 卡路里550卡、蛋白質12克、碳水化合物53克、脂肪34．5克（飽和7克）、膽固醇15毫克、糖16克、纖維9克、鈉241毫克。
- 營養素：維生素A＝315％、維生素C＝64％、維生素B6＝58％、硫胺素＝54％、鉀＝26％。

烤香菇菠菜穀物沙拉，四人份

要吃下大量植物，最好來一分富含慢速碳水化合物地健康穀物沙拉。加入新鮮香草，營養成分就會更高，料理更美味，而香菇可以增加纖維和植物營養素。我們用煮義大麵的方式來烹飪穀物，所以不用擔心水與穀物的比例。煮沸一大鍋水後，丟進穀物，等煮好後再把水瀝掉。任何穀物都可放在一起煮，時間拿捏得宜就好！

這道料理可放在冰箱中五天，所以適合多天分食。

◆食材

香菇↓四百十五克（去蒂頭，切成零點六公分厚）

大蒜↓兩瓣（切碎）

特級初榨橄欖油↓五湯匙（分開放）

猶太鹽和現磨黑胡椒
去麩糠法羅穀麥↓一杯（洗淨）
藜麥↓二分之一杯（洗淨）
檸檬汁↓一顆（約三湯匙）
巴薩米克醋↓一湯匙
新鮮菠菜葉↓二杯（大略切碎）
新鮮羅勒葉↓一杯（大略切碎）
烤南瓜籽↓八十五克
帕馬森乾酪↓（刨絲）

◆**製作**

- 將烤箱預熱至一百六十度，並在有邊的烤盤上鋪上烘焙紙。
- 把香菇和大蒜拌入兩湯匙橄欖油、二分之一茶匙鹽和約八分之一茶匙的黑胡椒後，均勻鋪在烤盤上，烤三十分鐘直至變軟嫩（過二十分鐘時可以稍微翻攪）。同時，以大火煮沸一大鍋鹽水，加入法羅，先煮五分鐘，再加入藜麥，再煮十至十二分鐘，直到法羅和藜麥變軟；盡可能瀝乾水分。

- 香菇若要快速冷卻，均勻地鋪在烤盤上並放入冰箱，否則，只需留在濾盆中放涼即可。
- 將三湯匙橄欖油、檸檬汁和醋攪拌混合，用一小撮鹽和黑胡椒調味。調好檸檬醋醬後，把香菇、穀物、菠菜和羅勒放在大碗裡，用鹽和黑胡椒調味。
- 將一半的南瓜籽拌進沙拉中，剩下的一半和些許起司可以用來裝飾擺盤。

◆每份營養數據

- 卡路里490卡、蛋白質17克、碳水化合物48克、脂肪29克（飽和4.3克）、膽固醇0毫克、糖4克、纖維8克、鈉100毫克。
- 主要營養素：維生素B6＝33％、鋅＝25％、鐵＝23％、鎂＝18％、葉酸＝16％。

彩虹泡菜炒飯佐花生醬，四人份

用彩虹蔬果來升級餐點的品質，是營養精神醫學的基本課程。透過這道料理，罪惡的炒飯就會變成五星級的健腦食物。對於討厭蔬菜的人來說，炒飯最棒了，你可以加入五顏六色的蔬菜，有泡菜的話更好，可增加腸內的益生菌。胡蘿蔔、芹菜、茴香、蘆筍、甜椒、白菜、菠菜、甜菜根都可以加，最好用穀物（如大麥和法羅）取代白米。最後再來個辣味花生醬，就更銷魂了。

◆食材

低鈉醬油↓三分一杯
米酒醋↓四分之一杯
是拉差香甜辣椒醬↓兩湯匙
無糖柔滑花生醬↓兩湯匙

水↓三湯匙（分開放置）
蜂蜜↓兩湯匙
橄欖油↓兩湯匙
紅椒↓一顆（切碎，約一又四分之一杯）
紅蘿蔔↓一條（切碎，約一杯）
白菜↓二百二十克（葉片大略切碎，葉梗切碎）
洋蔥↓一顆（切碎）
大蒜↓三瓣（剁碎）
生薑↓一片（約二點五公分，磨碎或切碎）
煮熟的糙米或其他穀物↓三杯（最好已浸泡一天）
雞蛋↓兩顆
泡菜↓二分之一杯（切碎）
芝麻、香菜、蝦夷蔥、萊姆切片↓自由選用

◆製作

- 將醬油、醋、甜辣醬、花生醬、兩湯匙的水和蜂蜜倒在小碗裡攪拌均勻，先放在一旁。
- 將橄欖油倒進三十公分的煎鍋，用中大火加熱。加入甜椒、胡蘿蔔、白菜梗、洋蔥和一湯匙水，來回拌炒四至五分鐘，直到蔬菜變軟，接著加入大蒜和生薑，再煮三十秒。
- 加入米飯、白菜葉和花生醬，來回拌炒，直到食材都裹上醬汁、蔬菜變軟。將米飯推到鍋邊；在鍋的中心打兩顆雞蛋，接著快速攪拌，待雞蛋煮熟後，將雞蛋混入米飯中。
- 為避免殺死益生菌，最後再加入泡菜，並立即起鍋呈盤。

◆每份營養數據

- 卡路里421卡、蛋白質13克、碳水化合物60克、脂肪15.5克（飽和3克）、膽固醇108毫克、糖12克、纖維7克、鈉1145毫克。

• 營養素：維生素C＝107％、維生素A＝73％、維生素B6＝56％、維生素B1＝37％、鎂＝37％。

火雞肉醬櫛瓜千層，八人份

千層麵是大家都愛的療癒食物。我們將義大利麵換成櫛瓜，就能大大提升它的營養價值。在櫛瓜上撒點鹽，就能避免它在焗烤過程中出水。也可以省略這個步驟，最後用菜杓呈盤即可。

◈食材

撒鹽櫛瓜↓九百克
橄欖油↓一湯匙
洋蔥↓一顆（切丁，約一杯）
撕碎的火雞肉↓四百五十克

大蒜↓四瓣（切碎）
罐裝番茄丁↓兩罐（約八百克）
乾燥奧勒岡草↓一茶匙
乾燥百里香↓一茶匙
現磨黑胡椒
新鮮菠菜↓兩杯
茅屋起司↓四百五十克（瀝乾）
莫扎瑞拉起司↓一百一十克（切碎，約一杯）
帕馬森乾酪↓一百一十克（磨碎，約一杯）
雞蛋↓一顆
新鮮羅勒葉↓三分之一杯（切碎，可做擺盤裝飾）

◈**製作**

- 將櫛瓜水平切成兩半，然後垂直切成麵條狀，並鋪在乾淨的紙巾上。兩面撒上鹽，靜置一會兒，要煮時再輕輕拍乾。

• 烤箱預熱至一百十九十度。

• 將橄欖油倒進鐵鍋，用中大火加熱，放入洋蔥拌炒三至四分鐘，直到略呈半透明狀，再加入撕碎的雞肉和大蒜，並用勺子把肉切成小塊，直到肉不再呈現粉色，時間約四至五分鐘。

• 拌入番茄丁、奧勒岡草和百里香，用二分之一茶匙的鹽和四分之一茶匙的黑胡椒調味。調至中火，燉煮約十至十五分鐘，持續攪拌，直到醬汁變稠，上層沒有水狀液體。過程中，分次加入菠菜攪拌。

• 同時，在大碗中放入茅屋起司、莫扎瑞拉起司（五十五克，半杯）、帕馬森乾酪（五十五克，半杯）、蛋、羅勒和八分之一茶匙的黑胡椒。

• 開始疊千層麵。先從鍋中舀出薄薄的一層醬汁，倒入碗中，接著將櫛瓜麵條鋪在鍋子上，若你喜歡的話，可蓋滿煎鍋的底部。接著放三分之一的起司混合食材和四分之一的剩餘番茄混合食材，再鋪上櫛瓜條，依序重覆兩次。最後，將剩下的番茄醬汁完全覆蓋在櫛瓜條的最上層。

- 放進烤箱，上下烘烤四十分鐘。接著上方轉成炙烤，在表層撒上剩餘的半杯莫扎瑞拉起司和帕馬森乾酪，烤約三至四分鐘，使起司呈淺褐色。
- 最後撒上羅勒和黑胡椒點綴，即可食用。

◆每份營養數據

- 卡路里379卡、蛋白質28克、碳水化合物21克、脂肪20克（飽和8克）、膽固醇96毫克、糖10克、纖維5克、鈉781毫克。
- 營養素：維生素C＝67％、維生素B6＝23％、鉀＝21％、硒＝20％、維生素B12＝18％。

重點提示

在進入第三週前，請先想一想以下問題：

1. 本週是否每餐多吃了一至二杯彩虹蔬果？
2. 恭喜完成任務！你採用了哪些成功策略？請把它們帶到下個階段。
3. 有自己發明食譜嗎？有找到烹飪彩虹蔬果的訣竅嗎？
4. 在往後的階段，如何繼續在餐點中添加彩虹蔬果？

第三週：海鮮

海鮮對很多人來說，無疑是最有挑戰性的食物，我就是其中之一！然而，這是獲得EPA和DHA等omega-3的唯一方法。你應該要想辦法在餐點中加入海鮮。這種長鏈多元不飽和脂肪酸是神奇的大腦特效藥，有助於刺激神經生長因子如BDNF的出現，同時還能抑制身體和大腦的發炎。

海鮮富含其他有益大腦的營養素，像是鐵、維生素B12、鋅和硒。只要一塊新鮮的魚或一盤淡菜，就能獲得驚人的營養素。

有些人從小到大只吃炸魚排，所以一聽到每週要多加幾分海鮮，就會有點害怕。但是，只要找到方法，就能將這些美味的食材加到餐點中。你很快就會發現，擔心都是多餘的。淡菜義大利麵或馬鈴薯鬆餅配煙燻鮭魚，就可以吃得營養又美味。

第一步

從飲食日誌來看，你海鮮吃得多嗎？你會料理海鮮嗎？先從喜歡的外帶餐點試試看，或在邪惡的炒飯中多加一些新鮮的蝦子。準備食材或點餐時，將雞肉或牛肉換成海鮮，也是不錯的方法。

訣竅

海鮮最好是買新鮮的，並且最晚在隔天就煮完。冷凍魚類也是經濟實惠的選擇，但口感和味道比較腥，在料理的前一晚要先解凍。設法去認識當地的魚販，請他介紹現撈的野生海鮮。

請記得，享用海鮮的方式有百百種，除了煮一大塊白魚，還有許多可口的餐點，如炸魚塔可、柴魚高湯蕎麥麵。你一定會慢慢發現，要把這種健腦食物加到餐點裡真是易如反掌。

障礙排除

不難理解，許多人會擔心海鮮受到汙染，包括內含汞和塑膠微粒，選擇沙丁魚或鯷魚這些小型的魚類，風險就會低一些。淡菜、蛤蜊和牡蠣都是可以安心享用的絕佳選擇。從傳統的酸醃生魚到簡單的烤魚排，有上百種鮮美的烹調方式，花點時間找出喜歡的料理吧！

馬鈴薯鬆餅佐煙燻鮭魚和法式酸奶油，四人份

鹽漬鮭魚和煙燻魚都是傳統的料理。煙燻鮭魚搭配貝果，就能輕鬆攝取到許多

omega-3。鹽漬的野生鮭魚不含色素，比較健康。馬鈴薯富含鉀和葉酸，和魚非常搭。這道料理非常適合當早餐或開胃菜。

◆食材

麻籽粉↓兩湯匙

水↓五湯匙

馬鈴薯↓六百八十克

中筋麵粉↓兩湯匙

蝦夷蔥↓兩湯匙（切碎，可準備更多當裝飾用）

新鮮百里香葉↓兩茶匙

猶太鹽↓二分之一茶匙

現磨黑胡椒↓四分之一茶匙

橄欖油↓八茶匙

煙燻鮭魚↓二百二十五克（約八片）
法式酸奶油↓四湯匙

◈製作

- 將亞麻籽粉和水放入大碗混合，靜置至少五分鐘使其變稠。刨絲器的孔洞調到最大，將馬鈴薯磨碎，接著放到薄巾上擠壓，並將水分擰乾。
- 將馬鈴薯、麵粉、蝦夷蔥、百里香、鹽和黑胡椒加到亞麻籽粉碗中，混合拌勻。
- 拿出二十公分的煎鍋，放入兩茶匙橄欖油，用中火加熱。薯泥糊分成四份，依次煎成直徑約二十公分的馬鈴薯煎餅。每邊煎五至六分鐘，稍微按壓，直到呈金黃色。
- 將煎餅分裝至四個盤子，在每個盤子裡放上二片煙燻鮭魚和一湯匙法式酸奶油，用蝦夷蔥裝飾。

◆每份營養數據

- 卡路里328卡、蛋白質10克、碳水化合物35克、脂肪17克（飽和5克）、膽固醇27毫克、糖2克、纖維5克、鈉407毫克。
- 營養素：維生素B6=77%、維生素C=53%、維生素B12=42%、鉀和omega-3（DHA+EPA）=30%。

野生鮭魚漢堡

鮭魚是最常見的營養海鮮，用它來製作漢堡，我們就能開心地攝取到豐富的omega-3、B12和蛋白質，進而穩定思緒和情緒。不知道如何挑魚的話，罐裝鮭魚也不錯，既可以保存，而且物超所值。除了牛肉漢堡外，鮭魚堡也是一克服憂鬱和焦慮的好幫手。

時蘿、芫荽、青蔥、薑和大蒜都可放到漢堡中，以增加植物營養素。漢堡製作完成後還可保存在冰箱中幾天，非常適合忙碌的上班族。

標準版鮭魚漢堡，四份

◈食材

雞蛋↓兩顆

野生鮭魚罐頭↓三罐（一百四十克），湯汁瀝乾

杏仁細粉↓二分之一杯

有機檸檬↓一顆（刨檸檬皮及榨汁）

新鮮蒔蘿↓四分之一杯再加兩湯匙（切碎）

新鮮蝦夷蔥↓兩湯匙（切碎）

猶太鹽和現磨黑胡椒

大蒜粉↓四分之一湯匙

全脂希臘優格↓三分之一杯

特級初榨橄欖油↓兩湯匙（分開放）

四套漢堡麵包、番茄片、生菜葉、紅洋蔥薄片

◆**製作**

- 在大碗中打散雞蛋，接著加入鮭魚並用叉子將魚塊搗碎。加入杏仁粉、檸檬皮、四分之一杯蒔蘿、蝦夷蔥、二分之一茶匙鹽、八分之一茶匙黑胡椒和大蒜粉，攪拌均勻，捏成四個一點二公分厚的肉餅。如果不立即烹飪，請冷藏。
- 在另一個碗中，混合優格、檸檬汁、剩餘的兩湯匙蒔蘿、一湯匙橄欖油、四分之一茶匙鹽和一小撮黑胡椒。
- 拿出三十公分的煎鍋，用中大火加熱剩餘的一湯匙橄欖油，將肉餅煎至金黃色，每面約四分鐘。
- 將時蘿醬塗抹在漢堡麵包底部，依序放上鮭魚排、時蘿醬、番茄片、生菜和紅洋蔥，將上層漢堡蓋上，即可享用。

◆**每份營養數據**

- 卡路里354卡、蛋白質30克、碳水化合物5克、脂肪24克（飽和4.

5克）、膽固醇180毫克、糖1克、纖維2克、鈉446毫克。

- 營養素：硒=367%、omega-3（DHA+EPA）=340%（1707毫克）、維生素B12=122%、維生素B6=112%、維生素A=59%。

蜜汁鮭魚漢堡，四份

這道料理超級好吃。你也可以將漢堡麵包換成萵苣生菜，並搭配芥末美乃滋。或是漢堡排搭配蔬菜及糙米一起享用。

◆食材

雞蛋→兩顆

野生鮭魚罐頭→三罐（一百四十克），湯汁瀝乾

麵包粉→二分之一杯

新鮮芫荽→兩湯匙（切碎）

綠蔥↓兩支（切碎）
薑↓一片（約二點五公分，削皮磨碎）
大蒜↓三瓣（磨碎）
萊姆汁↓三湯匙
低鈉醬油↓兩湯匙
特級初榨橄欖油↓一湯匙
四套漢堡麵包、美乃滋、酪梨薄片、生菜葉

◆製作

- 在大碗中打散雞蛋，接著加入鮭魚並用叉子將魚塊搗碎。加入麵包粉、芫荽、青蔥、薑、大蒜、萊姆汁和醬油，攪拌均勻，捏成四個一點二公分厚的肉餅。如果不立即烹飪，請冷藏。
- 拿出三十公分的煎鍋，用中大火加熱橄欖油，將肉餅煎至金黃色，每面約四分鐘。

- 將美乃滋抹在漢堡麵包底部，依序放上鮭魚排、酪梨片和生菜，將上層漢堡蓋上，即可享用。

◆每份營養數據

- 卡路里235卡、蛋白質28克、碳水化合物10克、脂肪8克（飽和1.5克）、膽固醇174毫克、糖1克、纖維1克、鈉298毫克。
- 營養素：硒=367%、omega-3（DHA+EPA）=340%（1707毫克）、維生素B12=122%、維生素B6=112%、維生素A=59%。

鮮蝦芒果漬，四人份

若你不知該如何拿捏煮海鮮的火候，那這道料理是你的救星。酸醃生魚是傳統的中南美洲美食，以萊姆或檸檬汁中的酸度來「醃熟」魚肉。世界各地的海岸城鎮都有類似的料理。不敢煎魚或烤魚的話，那就先學會這道料理。在此，我們用預先煮好的野生蝦來作為主要食材，孩子們超愛，而且幾分鐘內就可以上桌。

◆食材

新鮮萊姆汁↓四分之三杯

新鮮葡萄柚汁↓四分之一杯

鮮蝦↓四百五十克（去殼與泥腸）

薑↓一片（約二點五公分，削皮磨碎）

芒果↓一顆（切塊）

紅椒↓一顆（切丁）

墨西哥辣椒↓二分之一個（切成薄圓形）

紅洋蔥↓一顆（切碎）

新鮮芫荽↓二分之一杯（切碎）

猶太鹽

酪梨一顆↓（切丁）

特級初榨橄欖油↓一湯匙

奶油萵苣生菜
墨西哥玉米片

◈製作

- 將萊姆汁和葡萄柚汁混合，分別放在兩個大碗中。
- 將蝦切成零點六公分的小塊，放到其中一個碗裡，均勻攪拌，放入冰箱二十分鐘；請留意時間，「醃漬」太久的話，蝦會變硬。
- 在另一個碗中，放入薑、芒果、甜椒、墨西哥辣椒、紅洋蔥、芫荽和二分之一茶匙的鹽，混合攪拌。
- 蝦醃漬二十分鐘後，將蝦和醬汁倒入另一個新的碗中，混合均勻，試味道並用鹽調味。
- 在鮮蝦芒果漬上撒上酪梨丁和橄欖油，用少許的鹽調味酪梨，再搭配奶油萵苣生菜和玉米片一起享用。

◆每份營養數據

- 卡路里２４４卡、蛋白質１７克、碳水化合物２４克、脂肪１０．５克（飽和１．５克）、膽固醇１４３毫克、糖１４克、纖維５克、鈉３４８毫克。
- 營養素：維生素C＝１０８％、維生素B12＝６３％、硒＝６２％、維生素B６＝３８％、omega-3（DHA＋EPA）＝３４％。

炸魚塔可佐酪梨醬，四人份

想要吃到海鮮、彩虹蔬果、綠葉蔬菜再加豆類，那炸魚塔可是最適合不過的了，它能顛覆你對海鮮的偏見。這是你專屬的塔可，想在上面加什麼由你決定。除了標準的甘藍菜和炸魚之外，若能調出美妙的酪梨醬，再加上芝麻葉、玉米、香菜和番茄，塔可的口味就能升級，並更有夏日風情。其他方便的配料還有辣椒片、墨西哥莎莎醬、醃墨西哥辣椒和蘿蔔。

◈食材：炸魚塔可

蘇打水↓一杯
木薯粉↓二分之一杯
木薯粉或玉米粉↓兩湯匙
猶太鹽↓一又二分之一茶匙
煙燻紅椒粉↓一茶匙
洋蔥粉↓一茶匙
大蒜粉↓二分之一茶匙
中性食用油↓四分之一杯（酪梨油、葡萄籽油或精製椰子油）
去皮鱈魚↓六百八十克（切成七點五公分魚塊）
墨西哥薄餅↓八片
貝比芝麻葉↓一又二分之一杯
煮熟的玉米↓兩支（取玉米粒）

番茄一顆↓（切丁）

白洋蔥↓二分之一顆（切丁）

新鮮芫荽↓二分之一杯（切碎）

◆**食材：酪梨醬**

酪梨↓一大顆

原味希臘優格或酸奶↓三分之一杯

萊姆汁↓兩湯匙

猶太鹽↓四分之一茶匙

大蒜粉↓八分之一茶匙

◆**製作：炸魚塔可**

- 將蘇打水、木薯粉、玉米粉、鹽、紅椒粉、洋蔥粉和大蒜粉放入大碗混合，攪拌至滑順，最終成為稀薄的麵糊，只比鮮奶油厚一點點。
- 在大煎鍋中以大火加熱食用油，只要甩水滴進去會發出嘶嘶聲，就代表鍋子夠熱了。將三分之一的魚塊加到麵糊中，用叉子輕輕攪拌均勻。

- 用叉子拿起魚塊，讓多餘的麵糊滴落，然後分批放入煎鍋。每面煎二至三分鐘，直到呈金黃色，接著將魚塊放到襯有紙巾的盤子上，撒上鹽。

◈ **製作：酪梨醬**

- 將酪梨、優格、萊姆汁、鹽和大蒜粉放入碗中，搗碎並攪拌至滑順，有點結塊也沒關係。

◈ **食用**

- 在瓦斯爐上烘烤墨西哥薄餅，用中小火每面加熱二十秒，或用濕紙巾包起，整疊放進微波爐加熱二十五秒。
- 將芝麻葉放在每個塔可的中央，再依序放上炸魚、酪梨醬、玉米、番茄、洋蔥和芫荽即可享用。

◈ **每份營養數據**

- 卡路里575卡、蛋白質36克、碳水化合物53克、脂肪25．5克（飽和

5克）、膽固醇83毫克、糖5克、纖維8克、974毫克。

- 營養素：硒＝105%、維生素B6＝77%、omega-3（DHA＋EPA）＝66%、維生素B12＝63%、鉀＝46%。

日式溫泉蛋蕎麥湯麵，四人份

「出汁」是日本傳統的高湯，由昆布和煙燻、發酵、乾燥的鰹魚片製成。這道簡單的高湯再放入許多蔬菜、發酵食品和海鮮，就會變成美味豐富的佳餚。首先，這道料理有雞蛋這個超級食物，可以補充膽鹼和優質蛋白質；你可以在高湯裡煮水波蛋或是另外準備水煮蛋。還可放入新鮮的生菜，或是加入菠菜、青江菜或櫛瓜絲。

◆食材

水↓八杯

昆布↓兩片（約十公分）

柴魚片↓三湯匙
低納醬油↓三湯匙
芝麻油↓兩湯匙
米酒醋↓兩湯匙
是拉差或其他辣醬↓兩茶匙
蕎麥麵↓二百二十克（乾）
雞蛋↓四顆
胡蘿蔔絲↓一杯
青蔥↓二分之一杯（切薄片）
蘿蔔↓二分之一杯（切薄片）
芝麻籽↓兩茶匙

◈製作

- 將水、昆布、柴魚片放入大湯鍋中，以大火煮沸，接著放涼，讓昆布和柴魚片浸泡二十至三十分鐘。

- 用細網過濾高湯後，以大火煮沸，再加入醬油、芝麻油、米酒醋和辣醬，轉至中小火。倒入麵條，煮一分鐘，將麵條推到鍋邊。
- 先將雞蛋打入小碗，再一一倒入高湯中，蓋上鍋蓋煮四至五分鐘，直到蛋白凝固，蛋黃仍然半熟。
- 將雞蛋、麵條和高湯分裝成四碗，上面放上胡蘿蔔、蔥、蘿蔔和芝麻籽，即可享用。

◆每份營養數據

- 卡路里371卡、蛋白15克、碳水化合物52克、脂肪12克（飽和2克）、膽固醇175毫克、糖6克、纖2克、鈉423毫克。
- 營養素：維生素B12＝63％、硫胺素＝45％、維生素A＝40％、膽鹼＝28％、葉酸＝22％。

清蒸蛤蜊佐新鮮香草和檸檬，四人份

蛤蜊是一種超級食物，含有大量的維生素B12。自古以來，人們都覺得吃了雙殼類食物後活力十足，這也許是礦物質或維生素B的功效。大腦好像天生就懂得蛤蜊的好處。法式長棍麵包也能醮這道菜的醬汁。想讓眾多賓客滿足，只要加入蛤蜊、二支切成塊的玉米和四百五十克的切片煙燻辣腸，一鍋迷你清蒸海鮮就完成啦！

◈食材

特級初榨橄欖油↓兩湯匙

蔥↓一大支（切碎）

大蒜↓四瓣（切薄片）

蛤蜊↓兩公斤（最好是小蛤蜊）

無鹽奶油↓兩湯匙

檸檬↓一顆（取皮及榨汁，約三湯匙）

新鮮羅勒↓兩湯匙（切碎）

新鮮巴西里↓兩湯匙（切碎）

新鮮蝦夷蔥↓兩湯匙（切碎）

紅辣椒片↓四分之一茶匙

猶太鹽

◆**製作**

- 將橄欖油倒入荷蘭鍋或寬鍋中，用中火加熱。加入蔥和大蒜拌煮約三至四分鐘，直到變軟。
- 加入蛤蜊並蓋上鍋蓋，煮六至十分鐘，接著用菜勺將打開的蛤蜊撈起。沒有打開的就丟掉。
- 用中火加熱，將奶油、檸檬皮、檸檬汁、羅勒、巴西里、蝦夷蔥和紅辣椒片加到鍋中（滿滿的蛤蜊湯汁），攪拌混合約一分鐘，用鹽調味。

• 把醬汁倒在蛤蜊上，立即享用。

◆ **每份營養數據**

• 卡路里335卡、蛋白質37克、碳水化合物11克、脂肪15克（飽和4．5克）、膽固醇90毫克、糖1克、纖維2克、鈉568毫克。

• 營養素：維生素B12＝1750％、維生素A＝72％、鐵＝66％、omega-3（DHA＋EPA）＝40％（200毫克）、硒＝38％。

重點提示

在進入第四週前，請先想一想以下問題：

1. 這一週是否有吃二至三份海鮮餐？
2. 恭喜你完成任務！你採用了哪些成功策略？請把它們帶到下個階段。

3. 有自己發明食譜嗎？有找到烹飪海鮮的訣竅嗎？
4. 在往後的階段，如何繼續在餐點中添加海鮮？(圖32)

第四週：堅果、豆類及種籽

這個食物類別對大腦有益，但在一般人的飲食中很少見，這真是太可惜了。它不僅含有大量的纖維，還有重要的植物營養素和植物性蛋白質。更重要的是，它的食用方式很簡單。午後用一把杏仁來代替不健康的高糖份零食，不僅可解嘴饞，還能增強大腦的功能。在沙拉或湯裡撒一把豆子或南瓜籽；在蔬果奶昔中加入一份核桃或腰果，可以獲得意外的奶油香味，以及植物蛋白。它們能增加飲食的營養價值，而且搭配方式非常多。

海鮮

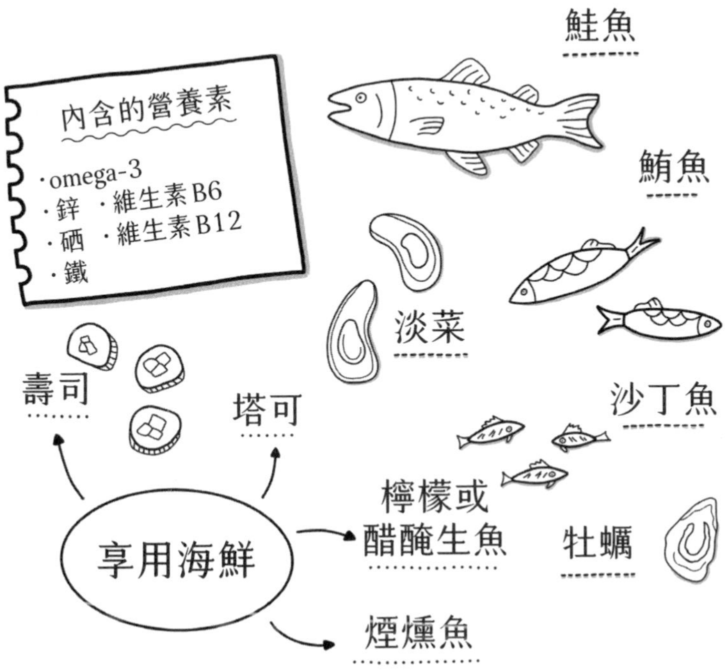
鮭魚
內含的營養素
·omega-3
·鋅 ·維生素B6
·硒 ·維生素B12
·鐵
鮪魚
淡菜
壽司
塔可
沙丁魚
享用海鮮
檸檬或
醋醃生魚
牡蠣
煙燻魚

圖32

堅果、種籽和豆類，每個人都有自己喜歡的吃法。誰不喜歡在冬日來一碗熱騰騰的扁豆湯？美味的鷹嘴豆泥可搭配新鮮蔬菜或全麥餅乾。像綠葉蔬菜一樣，堅果、豆類和種籽要加到你喜歡的食物中並不難。為了多攝取營養，想辦法加入一小撮到餐盤裡，或是當作日常的零食。

第一步

大多數人檢視飲食日誌時，都會發現自己不常吃堅果、豆類和種籽。不過，這些食物拿來當零食、加進自己喜歡的餐點都不難。想吃甜食嗎？試試看蕎麥可可煎餅或松露巧克力。

訣竅

若你已習慣在湯品或辣肉醬裡放豆子，那就可以試試不同的豆類。光用豆子就能做出許多繽紛的料理。堅果是很好的零食，隨身帶著，不論是下午提神，或在兩餐之間解饞都非常方便。堅果也是沙拉、湯品的絕佳配料，不知不覺中你就會愛上它們。

障礙排除

許多人會擔心堅果的脂肪和熱量太高。但一天只要吃一點點，健康就會有明顯的改善。無調味的腰果、杏仁或核桃能讓你保持一整天的活力，同時又不會攝取過多的脂肪或鈉。

蕎麥可可鬆餅佐覆盆子果醬，十二份

鬆餅很療癒，只要加了堅果或種籽，還可以讓人充滿精力、心情美麗。這道鬆餅料理有大量的纖維和鎂，對微生物群和心理健康非常有益。不含糖的可可碎粒跟巧克力一樣營養，但熱量較低。香蕉可增添甜味和鉀，而蕎麥粉不含麩質，其中鎂的含量是麵粉的十倍。奶素者可用乳製品取代雞蛋，全素者可製作亞麻蛋（Flax

Egg）：將一湯匙的亞麻籽粉和兩湯匙半的水攪拌均勻，接著靜置五分鐘即可。

◆**食材：糖煮水果**

新鮮或冷凍覆盆子↓二百五十克
檸檬汁↓一湯匙
楓糖漿↓一湯匙
純香草精↓四分之一茶匙
奇亞籽↓兩茶匙

◆**食材：鬆餅**

全熟香蕉↓一條
全脂牛奶↓一杯
新鮮檸檬汁↓一湯匙
楓糖漿↓一湯匙以上

酪梨油或椰子油↓一湯匙以上

雞蛋↓一顆（打散）

純香草精↓一茶匙

泡打粉↓一茶匙

猶太鹽↓二分之一茶匙

可可碎粒↓二分之一杯

草飼奶油

◆製作

• 先製作糖煮水果。將覆盆子、檸檬汁、楓糖漿和香草精放進小鍋中，用中大火煮沸，不停攪拌。轉成中小火後繼續攪拌，並用叉子或打蛋器將水果搗碎，份量少了一半、湯汁濃稠時，再加入奇亞籽攪拌。最後放置在一旁稍微冷卻。

• 拿出中等大小的碗並放入香蕉，用叉子搗碎香蕉後，加入牛奶和檸檬汁，靜置十分鐘，就變成了白脫牛奶（也可購買現成的）。接著加入楓糖漿、酪梨油、雞蛋和香草精，並稍微攪拌。

- 在另一個大碗放入蕎麥粉、泡打粉和鹽，接著攪拌混合。
- 將白脫牛奶倒進麵糊中，輕輕攪拌就好，否則做出來的鬆餅會很硬！將麵糊靜置五分鐘。
- 以中火加熱大煎鍋，倒入一湯匙酪梨油，讓油均勻覆蓋在鍋底。倒入四分之一杯鬆餅麵糊（約六十克），撒上可可碎粒，表面冒出大泡泡時翻面（約三至四分鐘）。第二面呈金黃色後（約一至二分鐘）後即完成。重複以上步驟，直到麵糊用完。
- 在鬆餅上方放上糖煮覆盆莓，或淋上楓糖漿和草飼奶油。

◆每份營養數據（三個煎餅）

- 卡路里350卡、蛋白質8克、碳水化合物41克、脂肪16.5克（飽和8克）、膽固醇51毫克、糖10克、纖維11克、鈉286毫克。

• 營養素：鎂＝34％、維生素B12＝21％、膽鹼＝8％、維生素A＝8％、鐵＝6％、維生素C＝6％。

椰奶薑黃扁豆湯，四人份

扁豆是對抗憂鬱和焦慮的利器，因為它富含葉酸、纖維和植物性蛋白質，如果再加上其他優質的食材，像菠菜，就能獲得更多營養。生薑和薑黃都屬薑科植物，具有獨特的抗發炎植物營養素，比如薑黃中的薑黃素。扁豆湯西方人常吃，素食者會換上蔬菜高湯或以開水為基底。

◆食材

椰子油↓一湯匙
紅椒↓一顆（切丁）
洋蔥↓一顆（切丁）

乾的紅扁豆↓一杯
大蒜↓四瓣（磨碎）
薑↓一片（約五公分，去皮磨碎）
薑黃粉↓二分之一茶匙
紅椒粉↓二分之一茶匙
紅辣椒片↓四分之一茶匙
雞高湯或大骨湯↓三杯
罐裝番茄丁↓一罐（約四百克）
無糖椰奶↓一罐（約三百八十克）
猶太鹽
新鮮菠菜↓三杯（切碎，約一百克）
新鮮羅勒葉↓三分之一杯（切碎，多的可拿來擺盤）
檸檬汁一顆↓三湯匙

原味優格

◆製作

- 在深湯鍋放入椰子油，以中大火加熱，接著放入甜椒和洋蔥，煮至變軟（過程約三至四分鐘）。加入扁豆、大蒜、生薑、薑黃粉、辣椒粉和紅辣椒片後，再煮一分鐘。
- 加入高湯、番茄、椰奶和一茶匙鹽，用大火煮沸，然後調成中小火，燉煮二十至二十五分鐘，直到扁豆變軟。
- 拌入菠菜和羅勒，煮至軟化，加鹽調味。起鍋前加入檸檬汁攪拌。要吃的時候，可在上面放一點羅勒葉和優格一起享用。

◆每份營養數據

- 卡路里303卡、蛋白質15克、碳水化合物47克、脂肪7克（飽和4.5克）、膽固醇4毫克、糖7克、纖維10克、鈉931毫克。
- 營養素：維生素C＝111％、葉酸＝46％、維生素B6＝36％、鋅

＝31％、硫胺素＝31％、鐵＝28％。

雞肉蘑菇卡酥萊砂鍋，六人份

這道料理適合分裝當作便當菜，只要一鍋就能獲得許多健腦食物。豆類和蘑菇富含纖維，更加令人感到飽足。蘑菇和豆類一樣，都是人們常常攝取不足的食物。研究證實，它含有大量的纖維、鉀和植物營養素，對大腦健康很重要。

這道料理還有烤南瓜籽和佩科里諾乾酪，除了帶來酥脆的鮮味，還能補充少許的鋅和鎂。（如果你喜歡這種脆脆的口感，那一定要嘗嘗羽衣甘藍凱撒沙拉。）素食者可省略雞肉，並將蘑菇和豆類的份量加倍。若要提升口感的複雜度，可用二百克的義大利香腸製作醬汁。

◆食材

橄欖油→一湯匙

去皮去骨雞腿肉↓一隻（切成二點五公分的肉塊）
猶太鹽和現磨黑胡椒
紅蔥↓一小顆（切丁）
秀珍菇↓二百二十克（粗略切碎）
胡蘿蔔↓兩根（切丁）
大蒜↓六瓣（切碎）
罐裝番茄丁↓一罐（約八百克）
罐裝白腰豆↓一罐（約四百克，瀝乾並沖洗）
百里香↓四枝
月桂葉↓一片
乾燥奧勒岡↓二分之一茶匙
紅辣椒片↓四分之一茶匙
新鮮巴西里↓二分之一杯（切碎）

無鹽奶油↓四湯匙

麵包粉↓一杯

南瓜籽↓二分之一杯（切碎）

佩科里諾羅馬諾羊奶乾酪↓二分之一杯（磨碎）

◆製作

- 拿出三十公分的耐熱煎鍋（最好是鑄鐵鍋），放入橄欖油，用中大火加熱。
- 用一茶匙鹽和四分之一茶匙黑胡椒調味雞肉，每面煎大約三分鐘，直到有點焦黃，先取出放到一邊，沒有全熟也沒關係。
- 放入蔥、秀珍菇和胡蘿蔔拌煮，直到秀珍菇出的水收乾，過程約七至九分鐘。加入大蒜，持續攪拌，再煮三十秒。
- 放入番茄丁、白腰豆、雞肉、百里香、月桂葉、奧勒岡、紅辣椒片和二分之一茶匙鹽，調至中小火慢燉，不時攪拌，過程約十分鐘，或直到多餘的水分收乾。加入巴西里，然後將鍋子從火爐上移開，用鍋鏟將頂部稍微抹平。

• 同時，在小鍋中放入奶油，開中火將它融化，接著加入麵包粉、南瓜籽和四分之一茶匙鹽，攪拌均勻。最後加入乾酪，直到它融化並與麵包粉混合。

• 將麵包屑撒在鍋上，然後整鍋放進烤箱，烘烤二十至二十五分鐘，直到麵包屑變金黃色。

• 冷卻幾分鐘，去除百里香和月桂葉後，即可食用。

◆每份營養數據

• 卡路里619卡、蛋白質48克、碳水化合物53克、脂肪25克（飽和11.5克）、膽固醇110毫克、糖7克、纖維11克、鈉746毫克。

• 營養素：維生素A＝65％、維生素C＝39％、葉酸＝32％、硫胺素＝25％、維生素B6＝26％、鉀＝22％。

紅腰豆泥醬，四人份

豆類的價格很親民，它含有維生素B群、蛋白質、鎂和有助於微生物群的纖維，對大腦有很多益處。乾豆浸泡後便可加熱煮食，亦可使用罐裝的有機豆，營養價值一樣高。這道料理的主角是紅腰豆，但你可以改換自己喜歡的豆類，如黑豆、白腰豆或鷹嘴豆。備菜時，可以先將大蒜浸泡在檸檬汁中以減少其辣味。若想要有多一些嗆辣感，可以加辣椒。

◈食材

新鮮檸檬汁↓四分之一杯
大蒜↓一瓣（去皮）
煮熟的紅腰豆↓兩杯
芝麻醬↓四分之一杯
檸檬皮↓一茶匙
猶太鹽↓二分之一茶匙
孜然粉↓四分之一茶匙

特級初榨橄欖油↓一湯匙

南瓜籽↓一湯匙（切碎）

◆製作

- 將檸檬汁和大蒜放入食物調理機中，先靜置十分鐘。
- 將紅腰豆、芝麻醬、檸檬皮、鹽和孜然粉放入食物調理機，打至滑順（過程約二十秒）。若有需要，可加一湯匙水才不會太稠。
- 豆泥倒入碗中，淋上橄欖油，撒上辣椒。可搭配全麥餅乾或口感酥脆的蔬菜（如芹菜或胡蘿蔔）一起享用。

◆每份營養數據

- 卡路里227卡、蛋白質9克、碳水化合物19克、脂肪14克（飽和2克）、膽固醇0毫克、糖2克、纖維8克、鈉254毫克。
- 營養素：葉酸＝34％、鎂＝26％、鋅＝25％、鐵＝21％、鉀＝11％。

松露巧克力，二十四顆

既然要追求美食人生，那就不能忽略點心，這時黑巧克力就派上用場了。前面提到，它含有黃烷醇、纖維和礦物質，對於大腦健康非常重要。在這道點心中，我們會加入對大腦有益的堅果、種籽和全穀物。聽起來很完美吧！你可以用自己喜歡的堅果醬及種籽。我最喜歡的是杏仁醬搭切碎的開心果，或是花生醬配胡桃。喜歡可可的人，可把松露巧克力浸在融化的巧克力中，或者沾可可粉。對堅果過敏的人，可以用葵花籽醬替換堅果醬。

◆食材

燕麥片↓二分之一杯

無糖椰子片↓二分之一杯

大麻籽↓兩湯匙

奇亞籽→兩湯匙

猶太鹽→八分之一茶匙

椰棗→三百四十克（約二十顆，去核）

腰果醬→四分之三杯

香草精→一茶匙

黑巧克力塊四分之一杯

可可碎粒二分之一杯

◈製作

- 將燕麥片、椰子片、大麻籽、奇亞籽和鹽放入食物調理機中，打至細碎，再加入椰棗、腰果醬和香草精，打到混合物開始結塊。
- 加入巧克力塊和可可碎粒，按壓開關十五至二十次，將巧克力切碎並混入前面的材料。
- 完成後，將巧克力團挖出，並滾成湯匙大小的小球。

- 將巧克力球放在烤盤上，放進冰箱冷凍約一小時直到變硬，再放到容器中冷藏保存。
- 在享用之前，先讓松露巧克力在室溫下靜置幾分鐘。

◆每份營養數據（兩塊松露）

- 卡路里284卡、蛋白質4克、碳水化合物34克、脂肪16克（飽和6克）、膽固醇0毫克、糖22克、纖維6克、鈉70毫克。
- 營養素：鎂37%、鋅=19%、鐵=16%、鉀=9%、硒=6%。（圖33）

重點提示

在進入第五週前，先想一想以下問題：

1. 在本週內，是否每餐都有加一份堅果、豆類和或種籽？

堅果、豆類&種籽

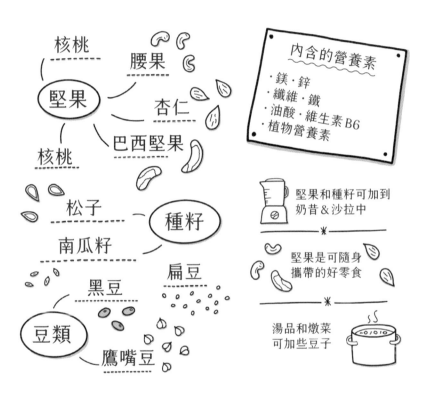

核桃
腰果
堅果
杏仁
巴西堅果
核桃
松子
種籽
南瓜籽
扁豆
黑豆
豆類
鷹嘴豆
內含的營養素
·鎂·鋅
·纖維·鐵
·油酸·維生素B6
·植物營養素
堅果和種籽可加到奶昔&沙拉中
堅果是可隨身攜帶的好零食
湯品和燉菜可加些豆子

圖33

2. 恭喜你完成任務！你採用了哪些成功的策略與方法？哪些方法可繼續沿用？
3. 有發明新菜色嗎？有找到隨時享用堅果、豆類和種籽的訣竅嗎？
4. 在往後的日子，要如何繼續在餐點中加入堅果、豆類和種籽？

第五週：微生物群

過去四週來，你所添加的食物都有助維持體內的微生物群，因為它需要纖維才能茁壯生長。要持續在腸道中散播好菌，還可以在每日餐點中添加一些發酵食品，包括克菲爾、優格、味噌、康普茶和德式酸菜。

這些食物中有很多是異國料理。有些人對發酵食品不太熟悉，現在就是嘗鮮的好機會。每週添加三到五份發酵食品，餵養你的微生物群和大腦吧！

第一步

你有在吃發酵食品嗎？都吃些什麼呢？你會用天然全脂的克菲爾或優格代替傳統的乳製品呢？巧克力花生醬奶昔就是個美味的開始。誰不喜歡香噴噴的培根起司三明治？只需添加一點德式酸菜，就可以把這份食物變成有益大腦健康的餐點。

訣竅

當然，克菲爾和優格都很容易加到早晨的蔬果奶昔中。還有接下來要介紹的胡桃南瓜味噌湯和酸菜烤豬排，都會讓你愛上發酵食物。

障礙排除

選用這類食物最大的風險，就是亂買一通。沒注意的話，就會買到糖份高或帶有添加劑和防腐劑的發酵食品。此外，還要買帶有活菌的發酵食品，它們會被放在冷藏區，而不是醃製食品區，那只是泡在醋中的食材。

一定要選擇不含糖的純全脂克菲爾和優格，然後再自行添加甜味，像是蜂蜜、莓果或黑巧克力來。

巧克力花生醬奶昔，一杯

想用食物制服憂鬱和焦慮，就要多吃豆類，像是可可豆和花生醬。當食欲不好或活力不足時，奶昔非常適合用來補充大腦的養分。若克菲爾的酸味壓過香蕉的甜味，可再加一顆椰棗或一點蜂蜜。這套食譜也適用於優格，太稠的話就自行加水。忘了事先冷凍香蕉的話，就加一把冰塊。

◈**食材**

原味全脂克菲爾↓四分之三杯

水↓四分之一杯

新鮮菠菜↓一杯

香蕉↓一根（切成二點五公分塊狀並冷凍）

可可粉↓兩湯匙

花生醬↓兩湯匙

巴西堅果↓兩顆

杏仁萃取液↓四分之一茶匙

可可碎粒↓一茶匙（裝飾用）

◆製作

- 依序將克菲爾、水、菠菜、香蕉、可可粉、花生醬、巴西堅果、杏仁萃取液放入高速果汁機中，打三十至四十五秒，直到所有材料都融合，倒入玻璃杯中，在上方撒上可可碎粒，立即享用。

◆**每份營養數據**

- 卡路里515卡、蛋白質19克、碳水化合物56克、脂肪24·5克（飽和5克）、膽固醇9毫克、糖30克、纖維9克、鈉229毫克。

- 主要營養素：硒＝283%、維生素A＝65%、鎂＝64%、維生素B6＝54%、鉀＝27%、維生素B12＝23%。

羽衣甘藍野莓蔬果奶昔，一杯

莓果是很棒的健腦食物，研究證實，這種低升糖的水果富含植物營養素，有助於改善大腦健康。除了這個主力明星，還有堅果和種籽這兩項祕密武器，可提供纖維和慢速碳水化合物來平衡掉水果中的糖份。克菲爾含有許多好菌，或稱為菌落形成單位（Colony-Forming Units），對微生物群的健康、抑制發炎和改善心理健康至關重要。

◆食材

原味全脂克菲爾→四分之三杯

白豆↓三分之一杯
水↓三分之一杯
冷凍藍莓↓一又二分之一杯
香蕉↓二分之一條
菠菜↓二分之一杯（切碎）
無鹽生杏仁↓兩湯匙
無鹽生南瓜籽↓兩湯匙

◆**製作**

・依序將克菲爾、白豆、水、藍莓、香蕉、菠菜、杏仁、南瓜籽放入高速果汁機中，打三十至四十五秒，直到所有材料融合在一起，然後倒入玻璃杯中，立即享用。

◆**每份營養數據**

・卡路里461卡、蛋白質19克、碳水化合物64克、脂肪18克（飽和3

克）、膽固醇9毫克、糖36克、纖維14克、鈉96毫克。

• 主要營養素：鎂＝89％、維生素A＝70％、葉酸＝45％、鉀＝32％、維生素C＝25％。（圖34）

味噌胡桃南瓜湯，四人份

在制伏憂鬱和焦慮的過程中，湯是不可或缺的重要工具，它營養豐富，又能撫慰及放鬆我們的身心。我們用味噌（一種發酵的豆醬）來為南瓜湯加分，以攝取更多的蛋白質、纖維和好菌。沒有浸入式攪拌棒怎麼辦？等湯確實冷卻，然後分批加進調理機打至滑順就可以了。

◆食材

椰子油或橄欖油→兩湯匙

洋蔥→一顆（中等大小，粗略切碎）

有益大腦的蔬果奶昔

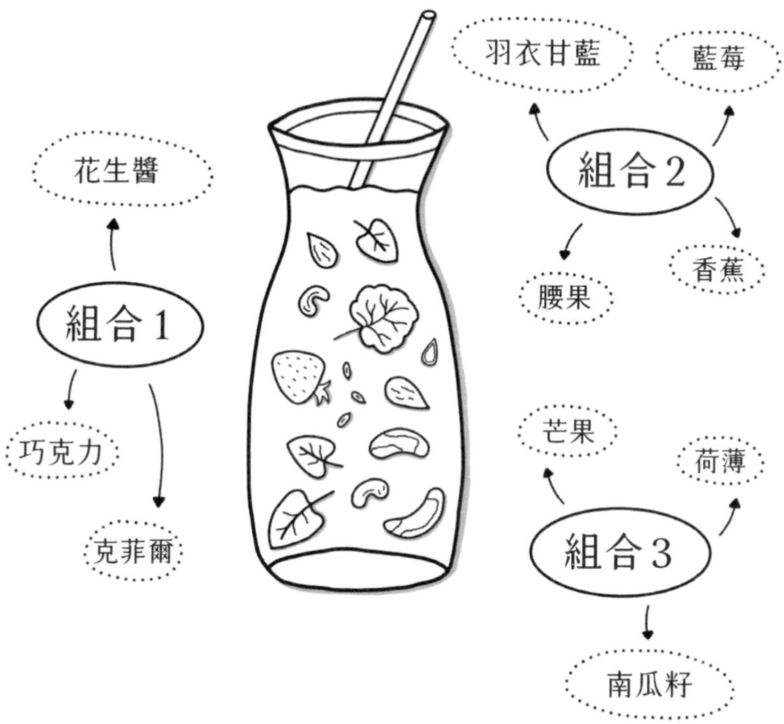

圖 34

大蒜→四瓣（切碎）
胡桃南瓜→一公斤（約一顆中等大小的南瓜，粗略切碎）
低鈉蔬菜高湯→五至六杯
生腰果→四分之一杯
醬油→兩湯匙
猶太鹽
白味噌醬→四分之一杯
萊姆汁→一杯（約兩湯匙）

◆製作

- 在鍋中放入南瓜、五杯高湯、生腰果、醬油、二分之一茶匙鹽，以大火煮沸，接著轉至中小火，蓋上鍋蓋，煮二十至三十分鐘，直到南瓜變軟。
- 將鍋子從爐上移開，加入味噌和萊姆汁，用浸入式攪拌棒攪拌至完全滑順。可加入更多高湯來調整稠度。

◆**每份營養數據**

- 卡路里284卡、蛋白質6克、碳水化合物46克、脂肪10．5克（飽和6克）、膽固醇0毫克、糖12克、纖維7克、鈉1064毫克。
- 營養素：維生素A＝215％、維生素C＝87％、維生素B6＝39％、硫胺素＝27％、鉀＝23％。

一鍋到底香煎豬排佐蜜李及紅蔥，四人份

豬肉和德式酸菜是經典搭配，這道一鍋到底的料理非常誘人，還富含硫胺素、鋅和維生素B12等營養素。我們用蜜李和紅洋蔥來燉煮成鮮甜的鍋底，在飢餓的夜晚若需要增加一些澱粉，加一點糙米或法羅就好了。這份食譜只是範例，可替換成當季的食材或你手邊有的材料，比如用黃洋蔥代替紅洋蔥，用核果類替換李子，但不要忘了德式酸菜，它可以平衡蜜李佐醬的甜味，並增添大量的好菌。盡量使用溫體豬肉。

◆**食材**

無骨豬排↓四片（約四公分厚）

猶太鹽和現磨黑胡椒

橄欖油↓兩湯匙（分開放置）

紅洋蔥↓一顆（切成零點六公分厚）

大蒜↓四瓣（切薄片）

李子↓四顆（切成一點二公分厚）

蘋果醋↓一湯匙

無鹽奶油↓一湯匙

法式第戎芥末↓兩茶匙

酸菜↓二分之一杯

◆**製作**

- 用大量的鹽和黑胡椒醃豬排（要超乎你想像的多），並在室溫下靜置三十分鐘。

- 拿出三十公分的煎鍋（最好是鑄鐵鍋），用中大火加熱幾分鐘，再加入一湯匙橄欖油，加熱三十秒後，先打開抽油煙機，因為煎豬排會冒大量的煙。豬排雙面各煎三分鐘（或直到料理溫度計顯示為六十度），若側面看起來是粉紅色的，就用料理夾立起肉片，每側壓在鍋面約三十秒。接著將豬排盛盤子裡，將火調至中火。
- 煎鍋稍微冷卻幾分鐘後，加入剩餘的一湯匙油、紅洋蔥和大蒜，用鹽和黑胡椒調味，持續拌煮約五分鐘，直到洋蔥變軟但未全部化掉。接著加入李子，煮三至四分鐘，直到它們變得軟爛但未呈糊狀。將鍋子從火爐上移開，加入蘋果醋、奶油和第戎芥末攪拌直至完全混合。（如有需要，將豬排放入溫熱的李子中來恢復一點熱度。）
- 將豬排放在李子和洋蔥醬汁上，旁邊放一匙芥末和二湯匙酸菜，就大功告成了。

◆每份營養數據

- 卡路里551卡、蛋白質56克、碳水化合物12克、脂肪31克（飽和8克）、膽固醇178毫克、糖8克、纖維2克、鈉409毫克。
- 營養素：硒=155%、硫胺素=106%、鋅=94%、維生素B6=94%、維生素B12=60%。

泡菜煎餅，八片

這種可口的煎餅可以療癒心情、滋養微生物群，更是多吃蔬菜的好方法。泡菜是韓國傳統的發酵白菜，在超市可以賣到各種品牌的產品。多做幾次煎餅，你就會愛上發酵食品。

◆食材：煎餅

雞蛋→一顆

中筋麵粉↓一又四分之一杯
水↓三分之一杯
泡菜汁↓一湯匙
米酒醋↓兩湯匙
低鈉醬油↓一湯匙
泡菜↓一杯（切碎）
紅椒↓一杯（切成四公分長的薄片）
芝麻籽↓一湯匙
猶太鹽↓二分之一茶匙
酪梨油↓三湯匙，分開放置

◆**食材：蘸醬**

醬油↓兩湯匙
米酒醋↓兩湯匙

蜂蜜↓一茶匙

芝麻籽↓四分之一茶匙

◈製作

- 在大碗中打散雞蛋，加入麵粉、水、泡菜汁、米酒醋、醬油、碎切的泡菜、紅椒、芝麻籽和鹽，混合攪拌均勻。太濃的話可加入一湯匙水，才容易倒出來。
- 讓麵糊靜置五分鐘。
- 拿出最大的煎鍋用中大火加熱一湯匙油。
- 將麵糊倒入四分之一杯中（約六十克），一次煎兩至三份，煎兩至三分鐘，直到呈金黃色，然後翻面再煎兩至三分鐘。
- 用剩餘的油和麵糊重複步驟，直到完成八片煎餅。
- 同時，將醬油、醋、蜂蜜和芝麻放在中等大小的碗中，攪拌均勻，並製成蘸醬。

- 將煎餅搭配蘸醬一起享用。

◆**每份營養數據（兩個煎餅）**

- 卡路里258卡、蛋白質7克、碳水化合物37克、脂肪9克（飽和1.5克）、膽固醇44毫克、糖6克、纖維2克、鈉734毫克。
- 營養素：維生素C＝39%、葉酸＝23%、維生素B1＝19%、鐵＝17%、維生素B12＝13%。

健腦版魯賓三明治，一份

你沒看錯，夾著烤起士的魯賓三明治也能增加益生菌。心情不好時，吃這道料理最療癒了，而且發酵白菜和酸種麵包能增添許多好菌。建議搭配一份簡單的沙拉或味噌胡桃南瓜湯。美乃滋是烤三明治的好幫手，不需要橄欖油或奶油，三明治塗了美乃滋後，就可放入鍋中乾煎。

◆食材

厚切培根↓兩片

美乃滋↓一湯匙

酸種麵包↓兩片

莫扎瑞拉起司↓三十克（磨碎）

德式酸菜↓三分之一杯（切碎）

貝比芝麻葉↓三分之一杯

切達起司↓五十克（磨碎）

◆製作

- 烤箱預熱至兩百度。將培根放在烤盤上，烘烤十五至十八分鐘，直到你喜愛的酥脆程度，再移到餐巾紙上瀝乾。
- 將美乃滋塗抹在麵包片的兩面，然後放在砧板上，在一面堆上莫扎瑞拉起司。先擠出切碎酸菜的多餘的水分，然後堆在莫扎瑞拉起司上，再放上培根片，接著是芝麻葉，最後加上切達起司並蓋上另一片麵包。

- 用中小火加熱中等大小的煎鍋。將三明治放入熱鍋中，用鍋鏟輕輕按壓，煎五至七分鐘，直到呈金黃色。小心地翻面並再煎五到七分鐘，直到另一面也呈金黃色。
- 將三明治移到砧板上，靜置幾分鐘，然後切成兩半。

◆每份營養數據

- 卡路里７２１卡、蛋白質４９克、碳水化合物５５克、脂肪３７．５克（飽和１７克）、膽固醇１２２毫克、糖５克、纖維４克、鈉１６４３毫克。
- 營養素：硒＝１２６％、硫胺素＝６４％、維生素B12＝５０％、葉酸＝４３％、鐵＝２８％。

重點提示

在進入第六週前，請先想一想以下問題：

1. 本週是否順利多吃三到五份發酵食品？
2. 恭喜你完成任務！你採用了哪些成功的策略？哪些方法可沿用到下週？
3. 有發明新菜色嗎？有找到添加發酵食物的訣竅嗎？
4. 在往後的日子，要如何繼續在餐點中加入發酵食品？（圖35）

第六週：拓展多樣化的食物來源

現代人看待食物的角度不盡相同，但都離食物的來源很遠。我們去超市挑選包裝好的食品，但沒有想過它們來自哪裡。因此，不妨多認識在地的食物供應鏈以及

微生物群和好菌

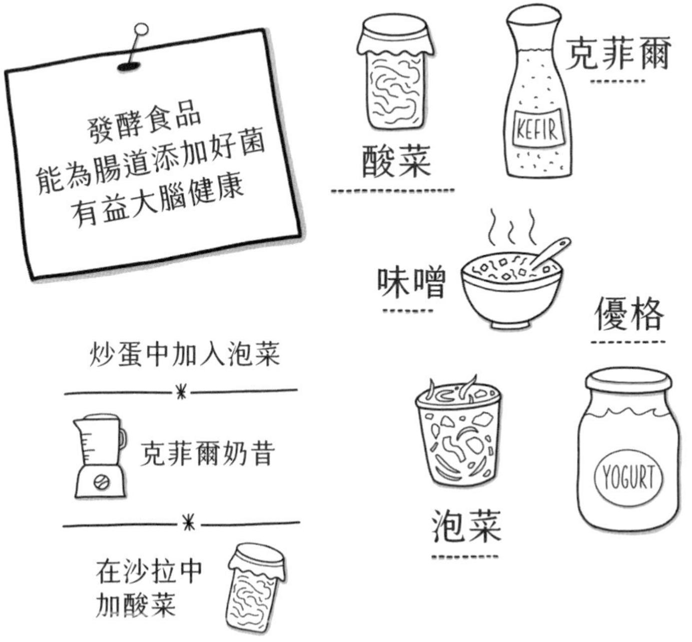
發酵食品
能為腸道添加好菌
有益大腦健康
酸菜
克菲爾
KEFIR
味噌
優格
YOGURT
泡菜
炒蛋中加入泡菜
克菲爾奶昔
在沙拉中
加酸菜

圖 35

社群。想要用飲食來制伏憂鬱和焦慮，就要多多建立這些交流管道，無論是舉辦聚餐、在農夫市集當志工，還是加入社群協力農業來獲得新鮮蔬菜。食物的來源以及你與周遭環境的交流與互動，對心理健康與和營養攝取都很重要。

人類在本質上是社會性動物，而孤立和孤獨會大大增加罹患憂鬱症的風險，降低生命的長度和品質。在你完成這套六週計畫後，不妨去加入農業社群，以愉悅的心情取得食物。這對大腦運作和心理健康都非常重要。因此，我希望你每週都能安排一項活動或練習，以建立你與食物的連結，並拓展食物的來源。

這麼多年來，我與全國各地的飲食相關社群接觸，認識整個產業鏈，並與土地、農場和相關人士交流。我感覺到自己與食物的距離愈來愈近。我跟著父母搬回農場後，就開始一步步學習飲食的各方面知識；上大學後，我加入食物消費合作社；在紐約工作時，我在阿賓頓廣場的綠市集找回羽衣甘藍和新鮮農產品。這些強烈的連結感，讓我的內心更加健康而強大。

第一步

找到管道去跟飲食相關的社群交流，包括專家、團體與在地的組織。看看住家附近是否有農產消費合作社、農夫市集。你也可以加入社群協力農業或市民農園。這些活動應該會讓你感到滿意，並與土地產生連結。

訣竅

日子久了，你就能找到穩定而充實的食物來源。保持耐心，探索周遭環境的農業資源，包括市場及合作社。現代人對食物的看法較著重在效率，所以不想加深與飲食社群的關係。想要接觸農夫及供應商，就先從逛農夫市集開始。想多吃新鮮的農產品，不妨加入當地的食物消費合作社。去問問市場裡的魚販和肉販，特別推薦哪些肉類與部位。報名農場的體驗活動、參加社區的烹飪班、幫忙整理給弱勢團體的食物銀行……有意義的活動很多，也都能增強你與社群的關係，為你帶來更多知識和自信。

障礙排除

不過，接觸新的團體或活動，難免會令人焦慮，尤其是當我們陷入低潮時。但只要用一點時間從事簡單而微小的行動，一天一點、日復一日，就能慢慢建立自己與社群的關係，進而達到理想目標。想要吃得更營養，每一餐做一點改變就好，無需遵守太複雜的飲食規則。常常跟同好一起聚餐、下廚，就是跨出泥淖的一大步了。

重點提示

1. 是否有主動接觸、開發各種食物來源的管道？
2. 恭喜完成任務！你採用了哪些成功的策略？哪些方法可以帶到往後的生活中去應用？
3. 你有跟人分享食譜或自製餐點嗎？
4. 要如何繼續拓展食物的來源，並加深你與社群的連結？（圖36）

食物來源

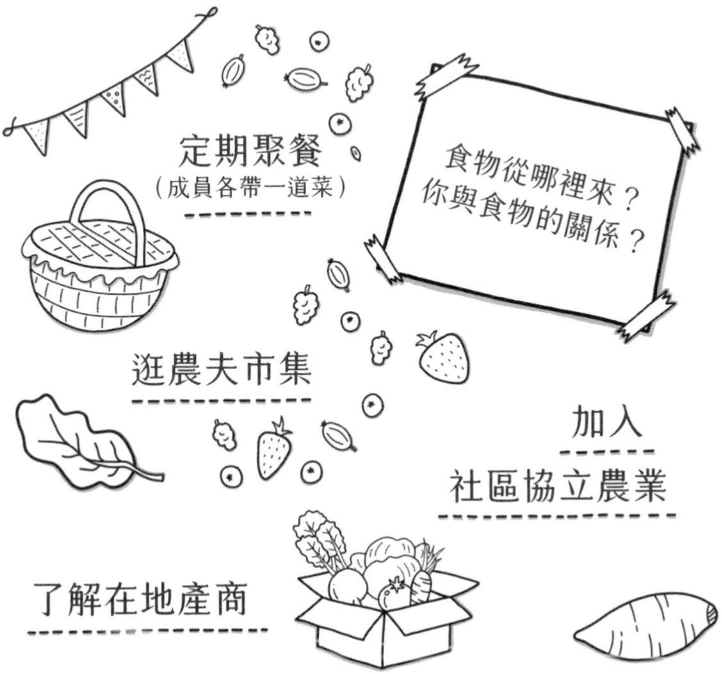

定期聚餐
（成員各帶一道菜）
食物從哪裡來？
你與食物的關係？
逛農夫市集
加入
社區協立農業
了解在地產商

圖 36

一輩子的功課

之前有提到，過去十年來，我採用截然不同的方法來治療憂鬱和焦慮，成果非常驚人；食物果真是一種藥。完成這套六週計畫後，希望你也感受到同樣的正面效果。食物能改善我們的情緒問題，緩解焦慮的心情，還能增強信心。

有了這套法寶，就能好好照顧自己的身體、大腦和心靈。我們想讓你了解到，大腦的健康確實始於每天吃進去的食物。多吃自然而營養的食物，就能頭好壯壯。在六週後，你已知道行動的策略，在接下來的人生你就能繼續探索和體驗。

永遠不要忘記，每次坐下來吃飯，都有機會讓大腦進入生長模式，並餵養體內的微生物群。持續加油，吃下更多營養豐富的食物，身心狀態也會更好。想要大腦順暢運作，就要打好營養的基石。有意識地追求健康、維持良好的身心狀態，保持信心、多多充實知識，你就能成為自己專屬的營養顧問。

希望你每一年都能回顧自己的飲食計畫，並設法理解，只有為大腦而吃，才能維持心理健康。好好滋養大腦，才能保護你最重要的資產。前面介紹了飲食的新科學，你也更了解自己在飲食方面的優勢，以及會持續面臨到的挑戰。活用這六種食物類別，快樂而有意識地吃。你已經擁有專業的知識和方法，可以用飲食來戰勝憂鬱和焦慮。從今開始，盡情享用每一餐，好好地滋養你的身心靈。

重點提示

想想以下問題：

1. 完成六週計畫後，身心感覺如何？
2. 你有達成目標嗎？
3. 恭喜你完成任務！你如何順利拓展食物來源？有無法突破的障礙嗎？
4. 有用這些食譜做菜嗎？製作這些餐點有什麼絕竅？
5. 要如何跟這些飲食相關的社群建立更深的連結與穩固的關係？
6. 如何保持好習慣，繼續享用營養豐富的食物以滋養身心靈？

總整理

- 透過六週計畫，每週烹煮某一項食物類別：綠葉蔬菜、彩虹蔬果、海鮮、堅果、豆類和種籽、微生物群和有機食材。
- 每週計畫的開始與結束時，請想一想，如何將某個食物類別添加到餐點中。有沒有簡單的方法？會面臨到哪些挑戰？可以制定哪些「聰明」目標來達成計畫？哪些地方需要改進？
- 六週計畫結束時，回顧一下自己達到的成就。哪些方法有助於你攝取更多營養？哪些方式有助於你持續滋養自己的身心靈？

致謝

先感謝我多年來遇過的患者，在陪伴與照顧他們的過程中，我才能學習到大量的心理健康知識。認識你們是我莫大的榮幸。感謝世界各地的研究人員與學者，這本書的科學基礎有賴於你們的貢獻。心理健康與營養的科學很複雜，真的很感謝他們的付出。健康飲食的資訊很多，但愈來愈多人認同我們理念，即食物選擇會影響身心健康。

特別感謝Felice Jacka的帶領；John Cryan和Robert McIntyre接受採訪；以及註釋中引用的研究人員。謝謝Laura LaChance、Emily Deans，我們一起創造抗憂鬱食物評量表，謝謝妳們的友誼，還有對營養的想法和文章。感謝所有對營養精神醫學感興趣的同事，尤其是Capt. Joseph Hibbeln、Phil Muskin、Georgia Edes、Lisa Masconi和Uma Naidoo。

過去幾年來，我愈來愈常在心理健康領域使用食物療法，在一個小而強大的團隊支持下，我在全國各地舉辦演講和研討會，感謝社工師Samantha Elkrief，謝謝妳的善意、專業和友誼。感謝Andrew Luer、Xiaojue Hu和Jennie West的共同努力以及支持。

感謝Karen Rinaldi，謝謝妳出版了我的書，相信食物就是藥物，並分享這個好趨勢。感謝Haley Swanson，謝謝你出色的編輯功力，也感謝Rebecca Raskin、Leda、Penny、Sophia和整個HarperWave團隊，為這本書的出版和成功所做的一切努力。

感謝Caroline Chambers為這本書編寫食譜，感謝Christine Locascio和Lindy Speakman在營養數據方面的協助。謝謝Kayt Sukel，感謝妳對這本書的製作所提供的協助。Katrin Witek和我是在Instagram上認識的。她以我在播客中提到的資訊畫了插畫，我喜愛那些異想天開的畫風。從那時起，Katrin創作了數十幅關於大腦健康和營養的插畫，其中有許多是為了本書而創作的，真敬佩妳的創造力！

我的經紀人Joy Tutela和David Black Agency一直支持和督促著我，謝謝你們的不離不棄。

感謝多年來幫助我改善心理健康的治療師和朋友，尤其是我的心理分析師Ron Puddu，謝謝你的專業協助。

我在心理健康領域的專業同事也一直支持我的工作。感謝我在哥倫比亞大學醫學院的同事，特別是Lloyd Sederer、Deborah Cabaniss和我們的主管Jeff Lieberman。與美國精神醫學協會合作是我的榮幸，感謝理事會的同事們所做的一切努力。幾位同事和朋友出手相助，這本書才得以誕生。許多精神科醫師的見解都很有創見，尤其是Greg Scott Brown、Pooja Lakshmin和Jessi Gold，他們現在也都全力以赴地在寫作，我深受鼓舞，你們所做的一切令我感到無比驕傲。

一個人能獨力完成的事情不多，所以我要感謝許多媒體給我工作上的啟發和鼓勵，我非常享受創作過程，並從中了解到相關的知識。感謝Rich Dorment、Spencer

Dukoff、Marty Muson、Nojan Aminosharei以及我擔任顧問的*Men's Health*團隊。感謝我在Medscape的家人，尤其是我的編輯Bret Stetka、John Rodriguez和Liz Neporent。我很幸運能得到不少健康專家的建議和支持：Melisse Gelula、Mark Hyman、Dhru Purohit、Jason和Colleen Wacob、David Bouley、Jim Gordon、Kathie Swift以及the Center for Mind Body Medicine：The Omega Institute、Kripalu和TEDx，僅列舉一小部分。

感謝Maria Shriver、Annie Fenn和Women's Alzheimer's Movement。愈來愈多人在關注心理健康的問題，並去除其汙名化標籤。我深受鼓舞及啟發。感謝所有在心理健康奮鬥的領航者！

感謝Marcia Lux、Jerret, Emmet和Hanna Matter的陪伴，感謝Ian McSpadden的兄弟情誼，以及Dan Chrzanowski 的友誼和訓練。感謝我在紐約的工作人員，總有一天我們會再相見的。我們在印第安納州克勞福德郡的家園過得很幸福，這個社區充滿關愛，有怡人的自然環境和進步的家庭教育者。感謝McSpadden、Howard和

Timberlake 一家為了教育我們的孩子所做的一切。感謝 Nikola Alford 和 Maelstrom Barn 一家幫助我找到生活的平衡。

最後要謝謝我的家人，謝謝他們為我以及這本書做出的犧牲。在寫書過程中，作者總會想東想西又心煩意亂。這本書是在 COVID-19 疫情爆發期間寫的，當時我們在印第安納州南部的自家農場隱居。與父母、妻子、兩個孩子還有一整群雞生活在一起，我才有力量和空間繼續努力下去。那時，我還得學會遠距看診的技巧。我還在努力學習很多事，過程時有顛簸，謝謝家人對我的理解和信任。謝謝妳，Lucy，謝謝妳的熱情、笑聲以及愛，謝謝妳支持我那些天馬行空的想法。謝謝 Greta 和 Forrest，妳們是我生命中最重要的人，我想與妳們分享生活中的所有點滴。在我寫的著作中，這是第一本對妳們有用的書。希望你們能理解我這幾個月來的想法，以及餐桌上的鮭魚、芝麻葉和豆類有多少豐富的養分。我愛妳們。

Biobank: A Prospective Study," International Journal ofEpidemiology 49, no. 1 (February 2019): 246–58, https://academic .oup.com/ije/advance-article/doi/10.1093/ije/dyz064/5470096.

2. S. Takenaka et al., "Feeding Dried Purple Laver (Nori) to Vitamin B12–Deficient Rats Significantly Improves Vitamin B12 Status," British Journal of Nutrition 85, no. 6 (2001): 699–703, doi: 10.1079 /bjn2001352.
3. F. Watanabe et al., "Vitamin B12–Containing Plant Food Sources for Vegetarians," Nutrients 6, no. 5 (2014): 1861–73, https://doi.org /10.3390/nu6051861.
4. "Added Sugar in the Diet," The Nutrition Source, Harvard T.H. Chan School of Public Health, https://www.hsph.harvard.edu /nutritionsource/carbohydrates/added-sugar-in-the-diet/.
5. A. Knüppel et al., "Sugar Intake from Sweet Food and Beverages, Common Mental Disorder and Depression: Prospective Findings from the Whitehall II Study," Scientific Reports 7, no. 6287 (2017): https://www.nature.com/articles/s41598-017-05649–7.

第七章

1. G. T. Doran, "There's a S.M.A.R.T. Way to Write Managements' Goals and Objectives," Management Review 70 (1981): 35–36.

第九章

1. 營養價值數據是使用美國農業部數據計算的，百分比是基於三十一至五十歲女性的飲食目標。美國沒有針對omega-3的既定建議，每日五百毫克的EPA+DHA組合與《吃飽吃好》一書中所採用的方法相同，也跟有些國家的標準一樣。有關飲食標準的更多資訊，請參閱：https://health.gov/our-work/food-nutrition /2015-2020-dietary-guidelines/guidelines/appendix-7/.

www.ncbi.nlm.nih.gov /pubmed/27801892.
5. H. Wang et al., "Bifidobacterium longum 1714 Strain Modulates Brain Activity of Healthy Brains during Social Stress," American Journal of Gastroenterology 114 (2019): 1152–62 doi: 10.14309 /ajg.0000000000000203.
6. N. W. Bellano et al., "Enterochromaffin Cells Are Gut Chemosensors That Couple to Sensory Neural Pathways," Cell (2017): doi: 10.1016/j .cell.2017.05.034.
7. C. González-Arancibia et al., "Do Your Gut Microbes Affect Your Brain Dopamine?," Psychopharmacology 236, no. 5 (2019): 1611–22, https://www.ncbi.nlm.nih.gov/pubmed/31098656.
8. C. Fülling et al., "Gut Microbe to Brain Signaling: What Happens in Vagus . . . ," Neuron 101 (2019): 998–1002. https://doi.org/10.1016/j .neuron.2019.02.008
9. M. Pirbaglou et al., "Probiotic Supplementation Can Positive Affect Anxiety and Depressive Symptoms: A Systematic Review of Randomized Controlled Trials," Nutrition Research 36, no. 9 (2016): 889–98, https://www.ncbi.nlm.nih.gov/pubmed/27632908.
10. M. Pirbaglou et al., "Probiotic Supplementation."

第五章

1. C. Marques et al., "Gut Microbiota Modulation Accounts for the Neuroprotective Properties of Anthocyanins," Scientific Reports 8 (2018): 11341, https://doi.org/10.1038/s41598-018-29744-5.
2. S. E. Jackson et al., "Is There a Relationship Between Chocolate Consumption and Symptoms of Depression? A Cross-Sectional Survey of 13,626 US Adults." Depress Anxiety 36, no. 10 (2019): 987–95, https://doi.org/10.1002/da.22950.
3. A. M. Brickman et al. "Enhancing Dentate Gyrus Function with Dietary Flavanols Improves Cognition in Older Adults," Nature Neuroscience 17, no. 12 (2014): 1798–1803.
4. C. Tsang et al. "Effect of Polyphenol-Rich Dark Chocolate on Salivary Cortisol and Mood in Adults," Antioxidants 8, no. 6 (2019): 149, https://doi.org/10.3390/antiox8060149.

第六章

1. K. E. Bradbury, N. Murphy, and T. J. Key, "Diet and Colorectal Cancer in UK

5. H. M. Francis et al., "A Brief Diet Intervention."
6. 6. S. J. Torres et al., "Dietary Electrolytes Are Related to Mood," British Journal of Nutrition 100, no. 5 (2008): 1038–45, https://www.ncbi .nlm.nih.gov/pubmed/18466657.

第三章

1. M. Zhao et al., "BDNF Val66Met Polymorphism, Life Stress and Depression: A Meta-Analysis of Gene-Environment Interaction," Journal of Affective Disorders 227 (2018): 226–35, https://www.ncbi .nlm.nih.gov/pubmed/29102837.
2. J. C. Felger et al., "Inflammation Is Associated with Decreased Functional Connectivity within Corticostriatal Reward Circuitry in Depression," Molecular Psychiatry 21 (2016): 1358–65, https://www .nature.com/articles/mp2015168.
3. G. Addolorato et al., "Anxiety but Not Depression Decreases in Coeliac Patients after One-Year Gluten-Free Diet: A Longitudinal Study," Scandinavian Journal of Gastroenterology 36, no. 5 (2001): 502–06, doi: 10.1080/00365520119754.
4. Y. Liao et al., "Efficacy of omega-3 PUFAs in Depression: A MetaAnalysis," Translational Psychiatry 9 (2019): 190, https://www.ncbi .nlm.nih.gov/pmc/articles/PMC6683166/.

第四章

1. N. Sudo et al., "Postnatal Microbial Colonization Programs the Hypothalamic-Pituitary-Adrenal System for Stress Response in Mice," Journal of Physiology 558, no. 1 (2004): 263–75, https://www.ncbi.nlm .nih.gov/pubmed/15133062.
2. A. Madan et al., "The Gut Microbiota Is Associated with Psychiatric Symptom Severity and Treatment Outcome among Individuals with Serious Mental Illness," Journal of Affective Disorders 264 (2020): 98–106, https://www.sciencedirect.com/science/article/abs/pii /S0165032719323523.
3. G. Winter et al., "Gut Microbiome and Depression: What We Know and What We Need to Know," Reviews in the Neurosciences 29, no. 60 (August 28, 2018): 629–43, https://www.ncbi.nlm.nih.gov/pubmed /29397391.
4. A. P. Allen et al., "Bifidobacterium longum 1714 as a Translational Psychobiotic: Modulation of Stress, Electrophysiology, and Neurocognition in Healthy Volunteers," Translational Psychiatry 6, no. 11 (November 1, 2016): e939, https://

注釋

第一章

1. D. S. Baldwin et al., "Efficacy of Drug Treatments for Generalized Anxiety Disorder: Systematic Review and Meta-Analysis," British Medical Journal 342 (2011): https://doi.org/10.1136/bmj.d1199.
2. J. C. Felger et al., "Inflammation Is Associated with Decreased Functional Connectivity within Corticostriatal Reward Circuitry in Depression," Molecular Psychiatry 21 (2016): 1358–65, https://www .nature.com/articles/mp2015168
3. S. J. Leu et al., "Immune-Inflammatory Markers in Patients with Seasonal Affective Disorder: Effects of Light Therapy," Journal of Affective Disorders 63, no. 1–3 (2001): 27–34, https://www.sciencedirect .com/science/article/abs/pii/S0165032700001658

第二章

1. A. Sánchez-Villegas et al., "Association of the Mediterranean Dietary Pattern with the Incidence of Depression: The Seguimiento Universidad de Navarra/University of Navarra Follow-up (SUN) cohort," Arch Gen Psychiatry, 66 no. 10 (October 2009): doi: 10.1001 /archgenpsychiatry.2009.129.
2. C. T. McEvoy et al., "Neuroprotective Diets Are Associated with Better Cognitive Function: The Health and Retirement Study," Journal of the American Geriatric Society 65, no. 8 (2017): 1857–62, https://www.ncbi.nlm.nih.gov/pmc/articles/PMC5633651/.
3. P. Khanna et al., "Nutritional Aspects of Depression in Adolescents— A Systematic Review," International Journal of Preventative Medicine (April 3, 2019): doi: 10.4103/ijpvm.IJPVM_400_18, https://www.ncbi .nlm.nih.gov/pmc/articles/PMC6484557/.
4. H. M. Francis et al., "A Brief Diet Intervention Can Reduce Symptoms of Depression in Young Adults—A Randomized Controlled Trial," PLoS One (October 9, 2019): https://doi.org/10.1371/journal .pone.0222768.

身體文化 179

吃出好心情

Eat to Beat Depression and Anxiety : Nourish Your Way to Better Mental Health in Six Weeks

作者—德魯．拉姆齊醫師（Drew Ramsey, MD）
譯者—李伊婷
責任編輯—許越智
責任企畫—張瑋之
封面設計—陳文德
內文排版—張瑜卿
編輯總監—蘇清霖
董事長—趙政岷
出版者—時報文化出版企業股份有限公司
一〇八〇一九臺北市和平西路三段二四〇號四樓
發行專線／（〇二）二三〇六—六八四二
讀者服務專線／〇八〇〇—二三一—七〇五、（〇二）二三〇四—七一〇三
讀者服務傳真／（〇二）二三〇四—六八五八
郵撥／一九三四—四七二四時報文化出版公司
信箱／一〇八九九臺北華江橋郵局第九九信箱
時報悅讀網—www.readingtimes.com.tw
法律顧問—理律法律事務所 陳長文律師、李念祖律師
印刷—紘億印刷有限公司
初版一刷—二〇二三年三月二十四日
定價—新台幣四二〇元

時報文化出版公司成立於一九七五年，並於一九九九年股票上櫃公開發行，於二〇〇八年脫離中時集團非屬旺中，以「尊重智慧與創意的文化事業」為信念。

吃出好心情／德魯．拉姆齊（Drew Ramsey）著；李伊婷譯
--- 初版 --- 臺北市：時報文化出版企業股份有限公司，2023.03
面；14.8×21公分. ---（身體文化179）
譯自：Eat to Beat Depression and Anxiety : Nourish Your Way to Better Mental Health in Six Weeks.
ISBN 978-626-353-539-8（平裝）
1.CST: 健康飲食 2.CST: 心理衛生 3.CST: 健康法
411.3 112001727

ISBN 978-626-353-539-8 Printed in Taiwan